4차원 건강비결

4차원 건강비결

발행일	2021년 7월 28일

지은이	이상헌		
펴낸이	손형국		
펴낸곳	(주)북랩		
편집인	선일영	편집	정두철, 윤성아, 배진용, 김현아, 박준
디자인	이현수, 한수희, 김윤주, 허지혜	제작	박기성, 황동현, 구성우, 권태련
마케팅	김회란, 박진관		
출판등록	2004. 12. 1(제2012-000051호)		
주소	서울특별시 금천구 가산디지털 1로 168, 우림라이온스밸리 B동 B113~114호, C동 B101호		
홈페이지	www.book.co.kr		
전화번호	(02)2026-5777	팩스	(02)2026-5747

ISBN	979-11-6539-872-9 03510 (종이책)	979-11-6539-873-6 05510 (전자책)

(주)북랩 성공출판의 파트너

북랩 홈페이지와 패밀리 사이트에서 다양한 출판 솔루션을 만나 보세요!

홈페이지 book.co.kr • **블로그** blog.naver.com/essaybook • **출판문의** book@book.co.kr

작가 연락처 문의 ▸ ask.book.co.kr

작가 연락처는 개인정보이므로 북랩에서 알려드릴 수 없습니다.

자연의학과 현대물리학
그리고 존재의 과학에 의한

4차원

의성 이상헌 지음

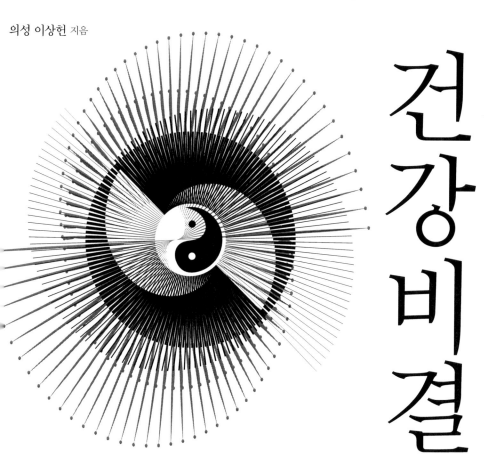

건강비결

북랩 book Lab

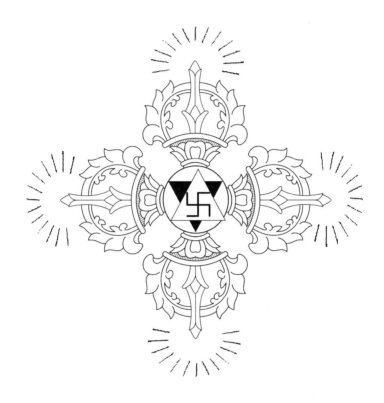

십자형 도르제(금강저金剛杵)

평정, 불변, 전능한 힘을 상징하는 갈마금강

여러분들이 시공을 초월한 **4차원 존재**로 존재하고 있을 때,
그 **나**는 하나의 중심으로서 우주의 모든 힘을
자신에게로 끌어들이고 있으며
자신의 안과 밖을 다스려 자신이 원하는 바의 목적을
이루어 낸다.
그리고 이루어 낸 결실로 하여금
세상의 번영과 발전에 이롭고 기여되게 함으로써
보람된 삶을 살아가게 된다.

그러나 대부분 사람들이 지금 **나**라고 알고 있는 그 **나**는
시공을 초월한 **4차원 존재**로 존재하고 있지 않으므로
그 **나**를 가지고는
우주의 힘을 끌어들일 수도 없거니와
자신의 안과 밖이
도리어 **나**를 다스리고 있기 때문에
비록 **나**가 이루어 놓은 것이 부가 되었든, 명예가 되었든 또는
권력이 되었든, 종국에 가서는 공허함만 가슴에 가득 안은 채
온갖 번민과 고통 속에서 살아가게 된다

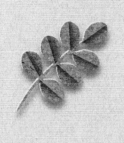
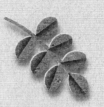

프롤로그

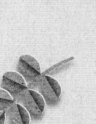

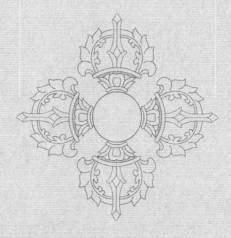

책을 펴내며

　18세기 물을 활용한 증기기관이 발명되면서 생산의 기계화가 시작되는 혁신적인 변화를 가져온 기술혁신을 제1차 산업혁명이라 불렀다. 그 후 제2차 및 제3차에 걸친 산업혁명으로 경제는 물론 정치, 사회, 문화, 예술 등 모든 분야에서 인류 사회에 커다란 번영과 발전의 변화를 가져왔다. 이제 바야흐로 인공지능 체계를 구축하는 제4차 산업혁명 시대를 눈앞에 두면서 인간이 이룩한 눈부신 기술 문명은 최고조에 달하고 있다.

　이와 같이 400여 년 동안 이어 온 눈부신 발전을 해 온 인류. 우리는 눈에 보이는 것의 성장과 극대화에만 집중하고 우리의 이기적인 욕망과 본분을 망각한 무지에 의해 오로지 문명의 밝은 쪽만을 향해 달려오면서, '자연 파괴와 환경 오염'이라는 문명의 이면은 도외시해 왔다.

그 결과 지구가 병들어 아프기 시작했지만 일부 환경 과학자들을 제외한 거의 모든 사람들은 이에 관심을 기울이지 않았다. 이러한 심각한 문제를 해결하고자 선진국 지도자들이 정기적인 모임을 갖고 이 문제가 논의되어 왔지만 말잔치만 늘어놓았을 뿐 실제적인 성과는 극히 미미했었다.

결국 4차 산업혁명 시대에 와서야 그 폐해가 드러나기 시작했다. 지구촌 전체가 코로나바이러스 전염병으로 인류 역사상 유례없는 대혼란 상태에 빠진 것이다.

전 세계가 코로나바이러스의 악몽에서 벗어나기 위해 몸부림치고 있는 가운데 전염병의 세계적인 권위자들은 하나같이 다음과 같이 경고했다. "지금의 이 사태는 생태계의 파괴로 지구의 야생동물 중 23퍼센트만 야생으로 남아 있고 서식지를 잃은 나머지 동물들이 도시 가까이로 몰려오며 바이러스도 인간 근처로 이동한 결과다."라고. 또한 "기후변화를 막기는 이미 늦었지만 진행 속도는 늦출 수 있다."라면서 "생태 환경을 지키면서 경제성장을 달성할 수 있도록 전 인류는 사고思考의 대전환이 필요하다."라고도 말했다. 뿐만 아니라 "기후변화가 '인수人獸 공통 바이러스'를 가진 동물의 생태계를 깨뜨린다. 이런 숙주 동물의 서식지 이동으로 앞으로 예상치 못한 질병에 인류가 큰 타격을 입을 가능성이 있다."라고 경고했다.

　전염병 팬데믹 연구의 세계적 권위자인, 캘리포니아대학교 데이비스캠퍼스의 조나 마제트Jonna Mazet 교수는 말하기를, "이번 사태로 인한 사회적 거리 두기와 경제 봉쇄, 마스크 착용의 일반화, 각종 백신 보급과 치료제 개발은 분명 의미 있는 성과다. 그러나 빈발하는 바이러스성 전염병 속에서 이는 상처에 밴드를 붙이는 수준에 불과하다. 이 정도 대응이 최선이라고 여긴다면, 미래 세대는 계속 바이러스에 끌려다닐 수밖에 없다."라고 했다. 또한 "인간이 초래한 급속한 산업화와 도시화, 기후변화로 야생 생태계를 침범하고 생물 종의 다양성을 파괴하면서 야생에 갇혀 있던 바이러스들이 환경 변화에 적응하기 위해 새로운 숙주인 인간으로 옮겨 타고 있는 것이다. 바이러스는 통상 새로운 숙주를 만나면 더 가혹하게 진화하는 경향이 있다. 그래서 앞으로 바이러스성 전염병이 점점 더 자주, 강도 높게 인류를 휩쓸 수 있다."라고도 말했다. 게다가 "바이러스 연구의 최종 목표는 인간과 바이러스가 공존할 수 있도록 인간의 사회적, 경제적 행동의 교정을 촉구하는 데 있다."라고 하면서, "인류가 코로나바이러스 사태로 얻은 교훈을 잊는다면, 더 치명적인 팬데믹이 언제든 또 올 수 있다."라고 경고했다.

　그런데 정작 더 큰 문제는, 끝을 모르는 인간의 이기적인 욕망과 본분을 망각한 정신성의 퇴폐로 대부분의 사람들이 이 엄중한 사실을 아직 깨닫지 못함으로써, 다양한 형태로 나타나는 지구의 붕괴 현상은 멈추지 않을 것이라는 점이다.

거기다 현대인은 오직 가시적인 것과 물질 만능주의에 빠져 운동 부족, 수면 부족, 올바르지 못한 식생활, 인간관계에서 일어나는 스트레스를 겪고 있다. 뿐만 아니라 그칠 줄 모르고 나날이 증가하는 각종 항생제와 방부제, 수많은 종류의 식품 첨가제와 납, 수은 같은 중금속 그리고 이미 생활 속에 깊이 스며든 화학 약품들이 인체에 쌓인 결과, 지금 인류는 너 나 할 것 없이 모두 각종 질병으로 신음하고 있다.

이런 상황 아래 지금 겪고 있는 역사상 유례없는 최악의 병란病亂 속에서 스스로의 안전과 밝은 미래를 위해, 지금까지와는 다른 차원의 새로운 삶을 위해, 인류에게는 사고의 대전환이 요구되고 있다.

예를 들면, 지금 매일 홍수처럼 쏟아져 나오고 있는 건강에 대한 대부분의 정보들은 오직 돈을 획득하기 위한 목적으로 나온 것들이다. 그런 까닭에 거기에는 진실성이 없고, 부분적일 뿐 전체적이지 못하며 객관적인 근거가 부족한 정보들로서, 이는 득보다는 오히려 실이 많다. 그래서 많은 사람들에게 오히려 건강을 해치는 결과를 초래할 수도 있는 것이 지금의 현실이다.

거기다 사람들은 '좋고 나쁨', '밝음과 어둠'이라는 2차원의 평면적인 사고를 통해서 모든 사안을 보고 판단하기 때문에, 사물과 상황의 진면목을 올바르게 볼 수 있는 안목이 없다. 참으로 안타

깝고 곤란한 일이 아닐 수 없다.

따라서 지금의 세계적인 팬데믹 상황을 비롯해 앞으로 닥칠 수 있는 환란의 위기에서 스스로 자신을 지키기 위해서는, 육체와 혼魂과 영靈이 균형을 이룬 '4차원 건강관리'가 필연적으로 요구되고 있다.

'4차원 건강비결'은 우리 사람들의 이원적이고 평면적인 사고방식을 초월한 지혜를 통해서 얻어진다. 그 지혜는 자신 안에 내재되어 있는 진정한 '내면의 평화'를 터득했을 때 자연히 드러난다.

'내면의 평화'란 '냉철하고 조용한 마음'이며, 생각 생각마다 밝은 마음이며, 주어진 환경에 구애되지 않는 자유자재로움이며, 자아[1]가 일으키는 온갖 성정性情에 물들어 있지 않은 순수의식이며, 신념에 차 있는 **깨어 있음**이며, 이는 곧 자아의 참된 존재로서 자아의 본체本體다.

2021년 6월

의성 이상헌

自我의 本體의 완성—
自我完成 活性會 SRS
Self-Realization Society

4차원 세계에 대해

4차원 세계에 대한 본론을 말하기에 앞서 먼저 이해해야 할 사항들이 있다. 첫 번째는 양자물리학에서 이미 증명된 사실로서, "물질은 입자이면서 곧 파동"이라는 것. 그리고 미국 프린스턴대학교의 공대 교수 로버트 잔Robert G. Jahn과 심리학 교수 브렌다 듄Brenda Dunne은 우리 인간의 '마음'에 대해 1976년부터 20년간 전자난수電子亂數 발생기RNG를 이용해 실험했는데 그 결과….

✦ 마음이 파동이 되어 움직이면
   시공간을 초월한다

"마음도 물질과 같이 아주 미세한 입자로 되어 있으며 이것은 물리적 입자와 동일하므로 입자로 존재할 때는 일정한 공간에 한정되어 있지만, 파동으로 그 성질이 변해 움직이면 시공간을 초월해 이동하며 우주적인 막강한 힘을 발휘한다."라는 사실이다.

미국은 1971년 우주선 아폴로 14호의 우주인 에드가 미첼Edgar Mitchell과 지구에 있는 사람 사이에서 마음의 전송spiritual telegraph이 가능한가를 실험했는데 그 결과 '가능하다'는 결과가 나왔다.

그 후 미국은 지구에 있는 사람의 마음과 인공위성에 있는 전자장치와의 사이에도 정보 전달이 가능하다고 했다. 이것은 마음이 몸 밖으로 방사해 인공위성의 전자장치에 전달될 수 있음을 말하는 것이다.

즉, 마음이 일정한 공간에 한정되어 있지 않고(자신의 고정관념에 묶여 있지 않고) 파동으로 그 성질이 변하면(고정관념을 벗어나면) 시공간을 초월해 거침없는 막강한 힘을 발휘한다는 것이다.

✦ 우주는 시공간을 초월한
4차원 세계

본서에서 말하는 '4차원 건강비결'의 **4차원 세계**는 20세기 최고의 물리학자로 손꼽히는 알버트 아인슈타인Albert Einstein이 상대성 이론을 발표하면서 최초로 언급된 것으로, 그는 "우주는 4차원 세계"라고 말했다.

1차원의 세계, 즉 1차원은 '선線'의 세계다. 따라서 이 세계에는 길이만 존재한다. 이곳에 살고 있는 존재가 있다면 그는 선 위에서 앞으로 또는 뒤로만 움직이는 존재다.

그리고 선 위에서 앞으로 가다가 바위 같은 장애물이 있으면 뒤로 돌아갈 뿐이다.

다음은 2차원이다. 2차원은 '면面'의 세계다. 여기에는 길이와 폭(가로세로)이 존재한다. 이곳에는 삼각형, 사각형, 원을 비롯한 수많은 도형이 존재한다. 이곳에 살고 있는 존재들은 면 위에서 앞이나 뒤로, 혹은 좌나 우로 움직일 수 있다. 그런 까닭에 이들은 면 위에서 앞으로 가다가 장애물을 만나면 장애물의 좌측이나 우측으로 돌아갈 수는 있어도 뛰어넘어 갈 수는 없다.

3차원은 '입체立體'의 세계다. 여기에는 길이, 폭, 높이(가로, 세로, 높이)가 존재한다. 이곳에는 정사면체, 정육면체, 구球와 같은 3차원의 존재들이 살고 있다. 나무, 건물, 산 등을 비롯해 우리 인간도 3차원의 세계에 존재한다.

그러나 3차원이 존재하기만 한다면 아무런 일도 일어나지 않는다. 시간이라는 흐름이 있어야 그 공간 안의 존재들이 계속 위치를 이리저리 옮겨 가며 과거에서 미래로 나아갈 수 있는 것이다. 그런 까닭에 엄밀히 말하면 우리가 살고 있는 세계는 '3차원 공간 + 1차원 시간', 즉 4차원 시공간이다.

✦ 하지만 인간은
대상을 2차원적인 시각으로만 인식한다

하지만 우리는 입체 세계인 '3차원 공간 + 1차원 시간'에 살면서 '2차원 면 + 1차원 시간'의 시야로 세상을 보고 있다. 다시 말하면 입체인 4차원 시공간에서 다른 대상을 볼 때, 3차원적인 '입체'가 아닌 2차원적인 '면'으로 보고 이를 실제 모습으로 착각하면서 살아가고 있는 것이다.

우리는 대상을 있는 그대로의 입체로 경험한다고 느끼지만, 실은 사진을 보듯이 평면으로 본다. 예를 들면 우리가 컵을 들고 컵의 정면을 보면, 컵의 뒷면은 시야에서 사라지고, 뒤로 돌려서 뒷면을 보면 앞면은 못 본다. 그리고 컵의 위를 보면 아래가 안 보이고, 뒤집어서 밑을 보면 컵의 위를 볼 수가 없다.

이와 같이 3차원의 입체인 컵을 사진을 보듯이 2차원의 평면으로 보면서도 컵을 3차원의 입체라고 느끼는 것은, 우리의 뇌가 그렇게 해석해 주기 때문이다. 이는 일종의 환상으로서 입체적인 컵 전체 모습, 즉 컵의 실제 모습이 아니다.

우리의 뇌가 그렇게 해석해서 주는 것일 뿐, 실은 그것은 진짜 모습이 아니라는 얘기다. 말하자면 입체적인 4차원 시공간(3차원의 공간 + 1차원의 시간)에 살고 있는 우리는 대상의 실제 모습인 3차원적인 입체 모양을 볼 수 없는 것이다.

✦ 우리 인간은
'있는 그대로의 현실'을 바로 볼 수 있는 안목이 없다

결론적으로 말해서 우리 인간은 '현실을 있는 그대로 볼 수 있는 안목'을 갖고 있지 않다. 그것은 자아가 일으키는 생각에 갇혀서 그 생각을 옳다고 굳게 믿고 있기 때문이다.

그러나 시공간을 초월한 4차원 세계의 존재가 3차원의 어떤 존재를 바라보면 입체적인 그 존재의 전체 모습인 진면목眞面目을 볼 수 있다. 즉, '존재하고 있는 그대로의 현실'을 바로 볼 수 있다. 이러한 4차원 세계는 자아의 무지無知가 일으키는 이원성의 사고 형태를 모두 버리고 중용中庸의 도道, 즉 중도中道를 터득했을 때 얻어진다.

✦ 자아의 무지가 일으키는 이원성의 세계를 버림이 중도이며 곧 4차원 세계

우리가 살고 있는 세상은 전체가 상대 모순으로 되어 있다. 즉 선과 악, 옳고 그름, 사랑과 미움, 있음과 없음, 괴로움과 즐거움 등, 음적인 성질과 양적인 성질을 가진 이원성으로 이루어져 있는 세상을 살아가고 있는 것이다. 이들은 서로 상극으로, 모순과 대립은 투쟁의 세계다.

우리 사람들이 어떤 사물을 바라보고 이를 인지하는 과정을 보면, 음과 양으로 나누어진 이원성을 통해 모든 사물들을 좋고 싫음, 선과 악, 옳고 그름 등으로 구분하면서 살아간다.

이러한 이원성적인 사고 형태로는 동전의 앞면을 보면 뒷면을 볼 수 없고, 뒷면을 보면 앞면을 볼 수 없듯이 무엇을 보든 한쪽 면만을 볼 수밖에 없다. 한쪽 면만을 바라보고 그것이 동전 전체 모습이라고 착각하면서 자기 생각을 굳게 믿고 있는 것이다.

때문에 사람은 어리석음과 무지에 빠져 서로 자기 주장이 옳다고 고집하면서 갈등과 투쟁 속에서 살아가고 있는 것이다.

✦ 음양 두 상극 세계의 조화로운 합일로
세상 만물이 창조된다

예를 들어 애완견을 좋아하는 사람이 있는가 하면, 애완견을 싫어하는 사람도 있다. 그러므로 애완견을 놓고 볼 때, 애완견을 좋고 싫은 것으로 규정할 수 없다. 그렇듯이 이원성의 세계인 이 현상계에 있는 모든 사물들을 좋고 나쁨, 선과 악 등으로 나눌 수가 없는 것이다.

왜냐하면 우주 만물은 서로 상반되는 것이 융합하고 조화를 이루는 것이고, 그럼으로써 하나가 되어 존재하고 있기 때문이다. 다시 말하면 좋고 싫음, 선과 악이라는 음과 양은 날실과 씨실처럼 서로 융합하고 보완해 나감으로써 제3의 완성체를 만드는 것이기 때문이다.

우리 각자가 갖고 있는 좋고 나쁨, 선과 악이라는 서로 대립되는 다양한 음양의 세계를 통해 보다 진전된 제3의 창조를 위해 이원성은 존재하고 있을 뿐이다.

그러므로 존재하고 있는 이원성의 세계를 버린다고 해서 없어지는 것이 아니고, 다만 이에 집착해 분별하고 나누지 않을 때 '존재하고 있는 그대로의 본연의 실체'를 그대로 받아들이게 된다. 거기에 진정한 '평화'가 있고 제3의 창조가 발생한다.

결국 삶이란, 자신이 알고 있는 동전의 한 면 외에 또 다른 면이 있다는 것을 많은 갈등과 투쟁을 통해 깨달음으로써 동전의 앞면도 동전의 일부이고, 뒷면도 동전의 일부라는 것을 통찰하게 되어 동전의 앞면과 뒷면을 함께 인지해 하나의 전체로 바라보고 두 상극 세계의 조화로운 합일을 통해 제3의 완성체를 만드는 지혜, 즉 중도의 세계—4차원 세계—를 터득하게 되는 과정이라 할 수 있다. 말하자면 자신의 혼(정신세계)이 진화 성숙해 나가는 과정이라 할 수 있다.

그러나 모든 것을 자기가 알고 있는 앎의 세계, 즉 자신의 고정관념(입자적인 마음)에서만 바라보고 이에 집착해 옳고 틀림을 고집하고 따지게 되면, 대립과 투쟁만 있을 뿐 거기에는 진정한 '내면의 평화'는 없을뿐더러 제3의 창조도 발생하지 않는다.

여기서 우화寓話 하나를 소개한다.

옛날 어느 임금이 나랏일을 상의하기 위해 신하들에게 각자의 의견을 물으면, 언제나 신하들은 갑론을박하면서 서로 자신의 견해가 옳다고 주장하고 논쟁을 벌여, 나랏일에 큰 지장을 일으켰다.

고민하던 중 임금은 한 가지 묘안을 생각해 냈다. 임금은 신하들에게 코끼리와 눈먼 장님 여섯 명을 데려오라고 시켰다. 임금은 여섯 명의 장님들에게 각각 코끼리를 만져보게 한 뒤, "그대들이 만져 본 코끼리는 무엇과 비슷한가?" 하고 물었다.

귀를 만져 본 장님은 코끼리가 큰 부채와 비슷하다고 말했다. 코끼리 뿔을 만져 본 장님은 길다란 무와 비슷하다고 했다. 다리를 만져 본 장님은 절구와 비슷하다고 했다. 그리고 등을 만져 본 장님은 침상과 같다 했고, 배를 만져 본 장님은 큰 항아리 같다고 했다. 마지막으로 꼬리를 만져 본 장님은 새끼줄 같다고 했다.

서로의 말이 다르자, 그들은 자기 주장이 옳다고 싸우기 시작했다.

✹ 자기가 알고 있는 자기 세계를 고집하지 말고 '있는 그대로의 현실'을 직시하라

그 장님 개개인이 관찰한 것은 모두 사실이다. 그럼에도 불구하고 그들이 말한 코끼리의 모습은 실제 모습과는 판이하게 달랐다. 만약 코끼리를 만진 장님들이 서로 자기가 옳다고 주장하고 다투며 갈등을 일으키지 않고 일단 모두 자신들의 주장을 내려놓고 다른 장님들의 의견을 듣기 위해 서로 둘러앉아 토론을 시작했으면 어떻게 되었을까?

그랬다면 그들은 퍼즐을 맞추듯, 그들이 관찰한 정보들을 서로 모아 전체의 코끼리 모습을 그려 낼 수 있었을 것이다. 이 일이 있은 후 신하들은 서로의 의견을 고집하며 싸우는 일이 없었다고 한다.

이와 같이 자신이 경험해 알고 있는 앎을 통해서만 판단하며 자기가 옳다고 굳게 믿고 고집하며 주장하는 사람들은, 눈이 있으나 보지 못하는 장님과 다를 바 없고, 귀가 있으나 듣지 못하는 귀머거리와 다를 바 없는 것이다.

우리는 먼저 우리 모두가 자기만의 앎의 세계를 가지고 있고, 그러한 편협적인 고정관념이라는 작은 창문을 통해 세상을 바라보고 있다는 사실, 그렇게 해서 자신의 판단을 옳다고 믿으면서 고집하는 눈뜬 장님이라는 사실을 통찰해야 한다. 자기가 알고 있는 것, 그것은 사용하기에 따라서 매우 유용한 가치를 만들어 낼 수 있다.

그러나 알고 있는 '나'를 믿고 그것만을 고집하게 되면 그 지식은 오히려 분노와 갈등과 고통을 일으킬 뿐, 내면의 평화도 제3의 창조도 일어나지 않는다는 사실을 잊지 말아야 한다.

✦ 음과 양, 상극의 세계가 융합해 통하는 것이 중도이며 곧 4차원 세계

그러므로 우리가 참다운 '내면의 평화'를 얻으려면 자아가 일으키는 이원성을 버리고 중도를 얻어야 한다. 이미 얘기한 바와 같이 우리가 살고 있는 3차원이란 입체 공간을 말하며, 시간은 1차원으로서 우리는 '4차원 시공간'에 살고 있다.

그런데 현상계는 시간과 공간이 서로 대립되어 서로 통하지 않으므로 모순과 대립은 투쟁의 세계다. 그리고 상극, 투쟁하는 이원성의 세계에서는 '내면의 평화'는 없다. 따라서 진정한 '내면의 평화'를 얻으려면 자아의 무지가 일으키는 이원성의 세계를 버려야 한다.

그러면 선과 악이 통하고, 옳음과 그릇됨이 통하고 모든 상극적인 것이 통해 진정한 '내면의 평화'를 이루게 되고 '진정한 자유'를 얻는다.

이를 중도라 하며 시간과 공간이 서로 융합하는, 음과 양이라는 이원성의 상극 세계가 융합해 통하는 '4차원 세계'를 이룬다.

이를 간추려 다시 말하면.

마음이 분명한 경계를 갖고 파동으로 움직여, 즉 자기 생각에 갇혀 있지 않고, 상극 대립되어 있는 이원성의 어느 한 면에 집착하지 않으며, 두 상극 세계를 하나의 전체로 바라봄으로써 이원성의 세계가 서로 통하고 융합해 조화를 이루는 것을 불가佛家에서는 중용의 도, 즉 '중도'라 하고, 현대물리학에서는 시간과 공간이 융합하는 '4차원 세계'라 한다.

그런 까닭에 중도를 얻음이 진정한 '내면의 평화'에 이르는 것으로, 이는 곧 생각 생각마다 '밝은 마음'이며, 주어진 환경에 구애됨 없이 스스로 자유자재로운 것, 바로 '진정한 자유'이며, 인간을 구성하고 있는 육체와 혼과 영이 삼위일체三位一體가 되어 균형과 조화를 이루고 있는 존재이며, 곧 시공을 초월한 '4차원 세계의 존재'로서, 4차원 존재가 행하는 **4차원 건강비결**은 지금 전 인류가 겪고 있는 팬데믹을 비롯해 앞으로 예상되는 환란의 위기에서 살아남기 위해 시대가 우리 인류에게 요구하고 있다.

하지만, 상극 투쟁하는 이원성의 세계에서는 진정한 '내면의 평화'는 찾아볼 수 없는 갈등과 투쟁의 세계로서 무엇을 해도 오히려 없는 환란을 스스로 만들어 낼 뿐이다.

육체와 혼과 영의 조화와 균형

무병장수는 수천 년 전부터 있어 온 인류의 가장 큰 소망 중의 하나이면서, 아직 해결하지 못하고 과제로 남아 있는 것이다. 이를 위해 오래전부터 동서고금을 막론하고 수많은 연구와 이에 따른 노력과 실천이 있어 왔음에도 불구하고, 무병장수라는 인간의 소망을 이루는 해결책은 지금까지 찾지 못하고 있다.

비록 의학의 괄목할 만한 발전과 각종 대체 의학을 통해서 인류의 생명이 다소 길어졌다 하지만, 대부분은 길어진 만큼 남은 삶을 질병으로 고통을 겪으면서 일생을 마감해야 하는 것이 오늘의 현실이다.

즉, 수명은 늘어났지만 정작 건강은 해결되지 못한 아이러니컬한 일이다. 이는 우리 인체의 건강을 외부에서, 그리고 어떤 물리적인 처치를 통해서만 찾아 해결하려는 데에 그 원인이 있었다 하겠다. 말하자면 육체 외에 혼과 영 또한 인간의 중요한 구성 요소라는 것을 망각한 채, 인간의 몸을 부분적인 신체를 통해서만 해결해 보려고 시도해 온 인간의 무지에 그 원인이 있는 것이다.

인간은 크게 나누어 육체와 혼과 영, 세 가지로 이루어져 있다. '혼'이란 정신세계, 즉 생각과 마음의 세계를 말한다. '영'이란 우리 인간이 이 세상에 태어날 때 우주 만물의 창조주인 절대존재로부터 부여받은 '생명'을 말한다.

즉, 인간의 육체 안에 혼과 영이 함께하고 있으면서 서로가 서로에게 영향을 주고받고 있는 것이다. 그런 까닭에 '4차원 건강'이란 육체와 혼과 영이 삼위일체가 되어 균형을 이루고 있는 상태를 말한다.

때문에 세 가지가 균형을 이루어 조화된 상태가 참된 건강이다. 그중에 하나라도 조화를 어기면 거기에 질병이라는 결과를 초래하게 된다.

조화를 유지하려면 그 세 가지가 각각의 기능을 자연의 법칙[2]에 충실히 하는 일이다.

사실 우주 만물의 창조주인 절대존재는 인간을 이 세상에 내보낼 때 자연 법칙과 조화하면서 살아가는 가운데 건강이 유지될 수 있도록 배려했다. 그런 까닭에 인간이 진정으로 자연의 법칙에 조화해 살게 되면 인간은 노쇠에 따른 죽음이 있을 뿐, 질병으로 죽는 일은 없다.

육체에 어떤 이상이 생긴다는 것은 혼(정신)이 그 본래의 모습인 '내면의 평화'를 잃어버렸다는 것이고, 그것은 인간이 인간 자신의 진실된 모습을 망각한 무지無知한 상태에 있다는 것이다.

다시 말하면, 인간이 인간으로서의 본분을 망각한 채 자아가 일으키는 오성3)과 오감4) 세계로부터 나온 욕망과 상념이 만들어 낸 온갖 환영을 인생의 전부로 알고 이들에 사로잡힌 채 분별없이 살아가고 있다는 것이다.

그럼으로써 자신의 인생에서 길을 잃고, 미망5) 속에서 이 세상이 오직 물질과 돈으로만 이루어져 있다고 착각하고 이를 획득하기 위한 욕망에 사로잡혀 세상을 살아간다. 그러한 관계로 혼의 내면에 있는 진정한 '평화의 세계'를 잃어 버림으로써 질병과 불행을 초래하고 있다는 것을 모르고 살아가고 있는 것이다.

✦ 4차원 건강은
'내면의 평화'를 얻음으로써 가능하다

'내면의 평화'란 육체와 혼과 영이 조화와 균형을 이룬 상태로서, 냉철하고 조용한 마음이며, 창조적인 밝은 마음이며, 자아가 일으키는 온갖 성정에 물들지 않는 않는 '순수의식'이며, 신념에 차 있는 '깨어 있음'이다. 이는 자아의 본체이며 참된 존재로서, '4차원 건강비결'은 '내면의 평화'를 터득함으로써 가능하다.

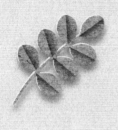
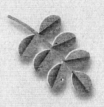

제1장
마음의
건강관리

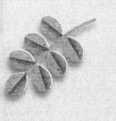

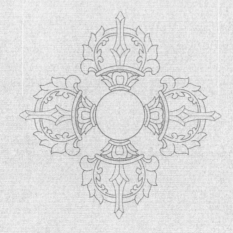

내면의 평화
― 파동으로 움직이는 마음

 인간은 많은 윤회전생[6]을 살아오면서 겪은 모든 경험들을 축적한 카르마[7]라는 것을 자신의 무의식[8]에 가지고 있으며 그러한 자기의 카르마가 일으키는 사고의 흐름과 욕망을 통제해 다스리는 노력을 통해 자신의 혼은 진화 성장한다.

 그리고 '내면의 평화'는 오직 혼의 진화 성장을 통해 가능한 일이다. 이는 우리 인간이 이 세상에 태어난 유일한 목적이기도 하다. 그렇기 때문에 이 지구라는 별은 우리 인간이라는 존재의 혼의 진화 성장을 위해 우주 만물의 창조주가 마련한 수련장이라고 말하는 것이다.

전생도 환幻,
지금 이 생도 덧없는 꿈

　전생에서 아무런 의심 없이 그렇게도 현실로 믿었던 모든 것들, 밤잠을 설쳐 가면서 얻으려고 했던 그것들, 애타게 동경하면서 갈망했던 행복의 세계, 날밤을 꼬박 새워 가면서 마음 졸이고 걱정했었던 갖가지 일들. 그리고 전생에서 함께 살았던 처자식, 부모형제, 친구 등등. 그와 같은 전생에서의 모든 것들이 지금은 모두 흔적도 없이 사라져 버린 한낱 꿈과 같은 것들이다.

　현세인 지금 여기에 있는 모든 것들도 마찬가지. 그들 중 일부는 이미 자신에게서 사라졌고 또 자기 자신을 포함해 남아 있는 모든 것들은 지금 이 순간에 사라지고 있는 과정에 있다. 그리고 종국에는 죽음으로 자신과 함께 그 모든 것들이 한순간에 전부 흔적도 없이 사라져 없어지는, 또 하나의 덧없는 꿈이 되어 버린다.

◈ 이 세상의 모든 것들은
연기처럼 나타났다 사라지는 부질없는 꿈

이와 같이 이 세상에서 눈에 보이는 모든 것들은 카르마(인과율)에 의해 '잠시 연기처럼 나타난 현상'일 뿐이다. 때문에 그것을 실재성 實在性을 가지고 있는 존재, 즉 '실존實存'이라고 말하지 않는다. 즉 우리는 외부적인 어떤 원인과 상관 없이 '항상 존재하고 있는 것'과 어떤 원인에 의해 '일시적으로 나타난 현상'을 혼동하지 않아야 한다.

어떤 원인에 의해 나타난 모든 현상은 그것이 짧게 있느냐, 오래 있느냐의 차이가 있을 뿐, 나타나 눈에 보이는 모든 것은 결국에는 사라진다는 사실. 그런 까닭에 이 세상에 일어난 모든 현상은, 나타났다가는 사라지는, 그래서 실재성이 없는 꿈과 같은 환 幻이라는 사실을 이해해야 한다.

다시 말해서 모든 사안과 모든 사물은 영원히 변하지 않는, 실체가 없으므로 실존하고 있지 않는 허상이며 환이라는 진실을 납득해야 한다.

이와 같이 이 세상 사람들이 가지고 있는 세계라는 것은 그것이 무엇이 되었든 결국 아무것도 아닌 꿈과 같은 것으로서 실존하지 않는 허상의 것들이다.

그런 까닭으로 비록 열심히 노력해서 외부적인 큰 성과를 이루었다 하더라도 진정한 충족인 내면의 행복은 결코 찾아지지 않는 것이다.

왜냐하면 그 모든 것은 곧 사라지는 실재성이 없는 허상으로서 진정한 충족으로 채워질 수 없기 때문이다. 그래서 더욱더 욕망을 채우려고만 하는 인간의 몸부림은 그칠 줄 모르고 끝없이 계속되고 있는 것이다. 이와 같이 자신의 욕망을 더 채우려고 하는 인간의 몸부림이 결국 인과율因果律에 의해 또다시 자신의 불행과 고통을 끊임없이 끌어들이는 결과를 스스로 만들고 있는 것이 우리 인간의 삶의 현실이다.

인간으로 우리가 이 땅에 살아가는 날들은 영원의 차원에서 보면 한낱 점에 불과하고, 우리의 육신을 이루고 있는 것들은 언젠가는 흔적도 없이 소멸되어 사라지게 될 것이며, 우리의 정신인 혼은 늘 혼란과 불안과 고통 상태에서 벗어나지 못하고 있고, 우리의 미래는 예측할 수 없으며, 우리의 현실은 늘 불안정하다.

이처럼 육신에 속한 모든 것들은 강물처럼 흘러가 버려 모든 것은 한낱 덧없는 꿈이고 허상의 세계다. 그렇다면 무엇이 꿈이 아닌 실재이며, '영원한 행복'을 위해, 진정한 '내면의 평화'를 위해 우리가 가야 할 길은 무엇이며 어디에 있는 것일까?

이원성으로 분열된 사고는
갈등과 투쟁의 세계

　진정한 충족인 내면의 평화.

　우리들의 무의식에 잠재되어 있는 자신의 좋고 나쁨의 세계, 선과 악이라는 이원성의 세계에 대한 깊은 통찰을 통해 그 자연성을 확연하게 깨달음으로써 자신 스스로에게 하는 속박과 구속으로부터 벗어났을 때. 마찬가지로 다른 사람과 모든 사물들이 가지고 있는 좋고 나쁨, 선과 악이라는 이원성의 세계, 그들의 자연성을 납득함으로써 그들의 선과 악에 대한 분별을 멈추었을 때. 그때 비로소 자신에게 본래부터 갖추어져 있었던 '내면의 평화'는 자연히 드러난다. 이 '내면의 평화'는 곧 진정한 행복의 세계로서 외부적인 어떤 조건이나 환경에 의한 일시적인 것이 아닌, 자신이 곧 평화이며 자신의 존재가 곧 행복인 것이다.

　이에 대한 이해를 돕기 위해 도가道家의 '무극9)'과 '태극太極'을 예로 들어 말한다면…

✦ 무극과 태극

무극은 곧 태극으로서, 무극은 천지 만물이 만들어지기 이전의 절대적인 존재의 상태이며, 글자 그대로 일체의 형상이 없는 무無의 세계로서 그 스스로는 나타나지 않는다.

다만, 무극은 음 에너지와 양 에너지의 두 가지 상반된 이원적 성질을 가진 태극으로 나타난다. 그러나 상반된 성질을 가진 음과 양의 에너지는 나타나는 성질이 다를 뿐, 실은 둘이 아니고 하나다. 그래서 옛날 중국 도가의 성현들은 이 두 에너지가 둘이 아니고 하나라는 표현을 하기 위해 하나의 원圓 안에 음 에너지와 양 에너지가 함께 있는 태극이라는 그림, 즉 아래의 그림과 같은 태극도太極圖를 만들어 이를 표시했다.

중요한 것은 서로 상반된 양극의 성질을 가진 태극의 음 에너지와 양 에너지가 서로 융합해 조화로운 합일을 이루어 인간을 비롯한 우주의 삼라만상이 펼쳐져 세상에 존재하고 있다는 사실이다.

✦ 존재계 전체가
서로 상반된 음양의 이원성으로 구성되어 있다

이와 같이 인간을 포함한 이 세상에 존재하고 있는 모든 존재는 음적인 요소와 양적인 요소로 구성되어 있다. 그것이 눈에 보이는 물질적인 것이 되었든, 눈에 보이지 않는 정신적인 것이 되었든, 그 모든 것에는 서로 상반된 음과 양이라는 두 가지 양극의 세계가 함께 어우러져 존재하고 있다. 순수한 양 또는 순수한 음으로 구성된 존재는 결코 있을 수가 없다. 왜냐하면 한 극에서 다른 극으로의 에너지 흐름이 없으므로 존재 자체가 불가능해지기 때문이다. 그리고 흐름, 움직임, 진동, 변화 그 자체가 곧 생명이며, 흐름과 변화가 곧 존재인 것이다.

이와 같이 표면적으로는 서로 대립적이고 분리된 두 가지 양극의 세계는 그 이면에서는 하나의 공간에서 서로가 서로를 보완하는 한 몸을 이루고 있어 '하나'로 통합되어 있는 것이다. 예를 들면, 가을과 겨울로부터 봄과 여름이 생겨나고, 밤으로부터 낮이 생겨나는 것과 같이, 음으로부터 양이 생겨나고, 또 양으로부터 음이 생겨나 하나의 서클을 이루어 그 변화가 끊일 새가 없다. 그렇기 때문에 낮은 밤으로 바뀌고 밤은 낮으로 바뀐다.

이처럼 낮과 밤은 서로 대립하고 있는 것이 아니라 하나의 원 안에 있으면서 서로 보완하고 있는 것이다. 밤이 없으면 낮도 있을 수 없고, 낮이 없으면 밤도 존재할 수가 없다. 마찬가지로 행복과 불행, 좋음과 나쁨, 사랑과 미움 등, 모든 선과 악이 하나의 원 안에 한 몸으로 존재하고 있다.

이와 같이 존재계 전체가 대립되는 음과 양의 이원성으로 구성되어 있으며, 그 이원성은 각각 분리되어 있지 않고 동전의 앞뒤처럼 한 공간에, 한 몸으로 동시에 존재하고 있다. 따라서 상반된 음양의 세계 중 어느 것 하나를 버리고 다른 하나를 선택할 수 없다. 그리고 이러한 현상은 모든 존재의 자연 상태로서 곧 존재의 자연성이다.

✢ 이원성을 가진 모든 존재의 자연성을 그대로 받아들이라

존재계 전체가 서로 대립되는 이원성으로 이루어졌다는 사실, 그 자연성을 있는 그대로 받아들이라. 자연을 거스를 수 있는 것은 아무것도 없다. 그것을 납득하고 받아들이지 않으면 안 된다. 그런데 인간은 어쩔 수 없다고 느낄 때 한해서 마지못해 받아들인다.

모든 사물을 보고 모든 존재의 이원성, 그 자연성을 이해하고 납득함으로써 받아들여라. 마찬가지로 '있는 그대로의 자신의 이원성', 좋고 나쁨의 세계, 즉 자신의 내면에 자리하고 있는 선과 악의 세계 그 전부도 받아들여라. **있는 그대로의 자신**의 자연 상태를 이해하고 자신의 전체를 전면적으로 수용하라.

✦ 이원성의 분리된 사고에는
갈등과 투쟁만 있을 뿐 내면의 평화는 없다

그러나 좋고 나쁨, 사랑과 미움, 삶과 죽음 등을 비롯한 모든 선과 악이라는 이원성으로 분리된 사고를 가지고 있는 인간은 갈등과 두려움에 사로잡혀 있다. 그래서 인간은 투쟁적이 되고 공격적이 된다.

그럴 필요가 없는데도 끊임없이 자신을 보호하고 방어하려 하고, 스스로가 완전치 못하다고 생각하는 열등감의 틈을 메우기 위해 기회만 있으면 자기 자신을 과시하기 위해 몸부림을 친다.

실은 아무도 자신의 완전치 못한 세계나 악의 세계에 대해 문제를 삼지 않는데도 불구하고 스스로 환영을 일으키며 자신을 괴롭히고 있다. 그래서 인간은 모두 노이로제 현상으로 편집증 환자가 되어 아예 자신의 환영에 자기 몸을 맡겨 버린 상태다.

그러나 모든 것이 하나라는 사실의 깊은 통찰에 의한 확연한 이해는 자신의 완전치 못함 그리고 모든 대상과 사물의 완전치 못함으로 인한 갈등과 투쟁을 모두 사라지게 한다. 확연한 이해를 통한 이 전면적인 수용성 안에서 쓸데없는 모든 근심 걱정과 두려움은 사라진다. 바로 이 존재 안에 깊은 침묵이 있고 내면의 평화와 무한한 자비 그리고 진정한 행복이 바로 거기에 있다.

✤ 있는 그대로의 자신의 이원성의 세계,
   그 자연성을 모두 받아들이라

사실 우리들 자신이 이미 대립되는 음양의 조화로 태어난 하나의 통합된 존재다. 어느 한쪽을 부정하고 나머지 한쪽을 선택하고서는 이 세상에 태어나 존재할 수 없다. 그런데 인간은 지금까지 이런 오류를 범하고 있다.

그럼으로써 자신을 스스로 괴롭히면서 속박하고 있다. 인간은 음과 양으로 구성된 자기 존재 전체를 받아들이려고 하지 않고 부분만 받아들인다. 그렇게 되면 자신의 분리되고 반대되는 다른 부분들은 그것을 숨기기 위해 어떤 거짓을 만들어야만 하고 그러고는 죄의식을 갖게 된다.

이런 분리와 갈등과 죄의식 상태의 사람에게는 결코 평화가 있을 수가 없다. 자신 안에 내재되어 있는 선과 악이라는 좋고 나쁨의 세계, 그 양면이 함께 어우러져 있는 전체가 바로 **있는 그대로의 자신**이며 자신의 자연성이라는 사실을 이해하고 납득하라.

이 자연성을 이해함으로써 자신의 내면에 있는 선과 악의 세계, 그것이 무엇이 되었든 그 이원성을 모두 수용함으로써 무엇 하나 숨길 필요도 없을 때 자신 스스로가 일으키는 갈등과 분리 그리고 죄의식과 두려움은 사라진다.

그럼으로써 갈등으로 분리된 에너지는 자신 속에서 하나가 되어 엄청난 에너지가 되어 해방된다. 바로 자신을 사랑하는 것이며, 곧 진정한 평화다. 깊은 침묵과 함께 순간순간 자신의 존재 자체에 무한한 감사를 느낀다.

이와 같이 자신의 존재 자체에 대한 무한한 감사야말로 자신을 사랑하는 것이며 진정한 평화이며 행복이라 할 수 있다.

그런데 사람들은 자신의 존재조차 불평하고 비난하면서 미워하고 있다.

있는 그대로의 자신의 전체를 받아들일 수 없는 사람이, 어떻게 다른 사람을 받아들일 수 있겠으며 어떻게 이웃을 사랑할 수 있겠는가. 먼저 자신의 좋고 나쁨의 모든 면, 그 자연성을 납득함으로써 자신의 모든 것들, 그 전체를 수용하라. 그랬을 때 비로소 다른 사람들을 받아들일 수 있고 이웃도 사랑할 수 있다.

✤ 자신의 이원성의 세계 그 전부를 수용하는 것이
   곧 자신을 사랑하는 것

이와 같이 자기 자신을 진정으로 사랑하는 데서부터 다른 사람에 대한 사랑이 흘러나온다. 사랑은 먼저 자신의 내면에서 넘쳐 나와야 하기 때문이다. 만일 자신을 증오하고 싫어한다면 이웃도 싫어하게 될 것이다. 따라서 성직자들이 제아무리 "이웃을 사랑하라." 또는 "자비심을 가지라."라고 외치고 가르친다고 해도 달라지는 것은 아무것도 없다.

자신을 사랑하지 못하고 스스로 자신을 불만스럽게 여기며 불평하고 못마땅하게 생각하고 증오하는 사람은 이웃을 싫어하고 모든 인간을 증오하며 이 세상을 혐오하게 될 것이다. 바로 자신을 증오하기 때문이다. **있는 그대로의 자신**의 이원성, 선과 악의 세계 모두를, 그 자연성을 수용하라.

바로 자신 스스로를 사랑하는 길이다. 그러면 자신 스스로에게 막히지 않고, 다른 사람에게도 막히지 않으며, 어떤 것, 어느 곳에도 걸림이 없는 절대적 자유를 누릴 수 있다. 무한한 자비와 사랑이 거기에 있다. 그리고 진정한 내면의 평화와 행복은 자신 스스로를 사랑하는 자기 사랑으로부터 자연히 드러난다.

♦ 자기 애착을 자기 사랑으로
   착각하지 말라

대부분 사람들은 자기 애착을 자기 사랑으로 착각하고 있다. 자기 사랑은 순수하게 객관적인 것으로 모든 불만이 사라지고 대상세계와 조화를 이루지만, 자기 애착은 완전히 자기 쪽으로만 생각하는 주관적인 것이다. 자기 애착의 결과는 자기 불만과 그리고 만물과의 부조화로 온갖 갈등과 고통을 일으키는 것으로, 자기 사랑과는 근본적으로 다르다는 사실을 바로 알아야 한다.

♦ 대상세계의 이원성의 세계,
   그 자연성도 모두 수용하라

마찬가지로 다른 사람과 모든 사물의 온갖 모양 모습 그것이 진실이든 거짓이든, 선이든 악이든 옳고 그름의 시비를 가리지 않고 모든 존재의 이면성, 그 자연성에 대한 깊은 통찰과 이해가 전면적인 수용이 되게하라.

바로 모든 것으로부터의 초월이며 모든 것으로부터의 자유다. 그러나 어쩔 수 없이 받아들인다면 스스로가 일으키는 갈등과 고통으로 자신이 원하는 어떤 것을 가져도, 무엇을 해도 거기에는 결코 '내면의 평화'는 없다. 그리고 '내면의 평화' 없는 곳에 진정한 행복 또한 없다.

모든 사람과 사물을 보고 **존재하고 있는 그대로 그들의 자연성**을 수용하라. 그러면 문제 될 만한 것이 없다. 만물에 대한 무한한 자비와 사랑이 거기에 있다.

그러나 마음은 그냥 내버려 두지 못한다. 마음은 계속해서 망상을 불러 일으키며 어떤 것도 받아들이도록 내버려 두지 않는다. 모든 사람과 사물을 구분하고, 평가하고, 심판한다. 그럼으로써 스스로 자신이 일으키는 갈등과 고통으로 '내면의 평화'는 헛되이 부서져 버린다.

모든 사람과 사물을 보고 존재하고 있는 그대로, 그들의 선과 악의 세계 그 모두를 그냥 있게 내버려 두라. 이는 결코 악의 세계를 따르라는 의미가 아니다. 그들을 그냥 내버려 두라는 얘기다. 그것이 바로 타인을 비롯 만물에 대한 자비와 사랑이다. 그러면 무엇 하나 문제 될 만한 것이 없다. 내면의 평화, 진정한 행복의 세계, 영원한 파라다이스의 세계가 거기에 있다.

타인들의 눈과 귀와 입 속에서 살아가는 사람에게 내면의 평화는 없다

대부분 사람들의 삶은 타인들의 눈 속에서 살아가고 있다. 그들의 정체성은 타인에게 의존되어 있다. 끊임없이 다른 사람에게 어떤 영향을 주려고 하는, 그래서 인정을 받으려고 몸부림친다.

자신 스스로가 어떻게 하면 풍요로운 삶을 살아갈 수 있을 것인가 하는 것이 아닌, 어떻게 하면 타인들에게 자신을 나타내려고 하는 것. 자신이 얼마나 값비싸고 유명한 어떤 것을 가졌고, 또 어떻게 하면 자신이 재산을 많이 가진 부자라는 인상을 줄 수 있을까 하는 데 있다.

한편으로 타인들은 무엇이든 그 사람이 소유하고 있는 것에 의해 인상을 받는다. 입고 있는 옷이라든지, 좋은 집이라든지, 좋은 차라든지, 소유하고 있는 것, 가지고 있는 재산만 볼 수 있을 뿐이다. 타인의 본모습, 그 내면을 볼 수 있는 안목은 전혀 없다. 그리고 아예 보려고도 하지 않는다.

그리고 아무도 자기 자신의 내면을 보려고 하지 않는다. 단 한 번의 눈길도 보내지 않는다. 눈은 다른 사람들을 바라보고, 귀는 다른 사람들, 세상 사람들의 이야기를 한다.

아무도 자기 자신을 향하지 않고 있으며, 자신을 보지 않으며, 자기 자신에게 귀 기울이지 않는다. 어떻게 하면 타인들에게 자신은 뭔가 특별하다는 인상을 줄 수 있을까 하는 데 있다.

자신을 존중하지 않고, 마치 다른 사람들이 자신을 어떻게 평가하느냐에 자신의 행복이 달려 있다는 듯이 다른 사람들의 눈과 귀와 입 속에서 자신의 행복을 찾고 있는 사람들이다.

그것은 자신 스스로를 존중하지 않고, 존귀하게 살아가지 않고 낮은 차원의 하찮은 존재로 살아가는 실로 안타깝고 어리석은 행위다.

✦ 세상 사람들이 만든 삶의 방식에 구애되지 말고, 자신의 원칙을 갖고 살라

타인들 속에서 살되, 타인들에 의해 자신을 소모시키지 말라. 타인들 속에서 자신의 소중한 인생을 헛되이 날려버리는 어리석음으로부터 나와라. 타인들에 얽매여 살지 말고 세상 사람들이 만든 방식에 구애되지 말고 자신의 원칙을 갖고 살라. 자신의 '생명 에너지'로 하여금 자신을 이끄는 삶을 살아가라.

고정관념에 사로잡혀 있는 편협된 사람은 중도를 얻을 수 없다

실존인 자아의 본체는 존재의 근원으로서 불멸이며 불변인 채로 항상 존재하고 있다. 다만 파란 하늘에 흰 구름이 흘러가듯 자신의 근원인 본체에 온갖 상념들이 떠오르며 지나가고 있을 뿐이다.

그러나 자신의 고정관념 세계가 일으키는 온갖 생각과 감정에 사로잡혀 있는 자아를 실존하는 자기 자신으로 착각하고 있으면 거기에 '내면의 평화'는 없다.

사람은 자신의 고정관념이 일으키는 생각이나 감정이 일어날 때 이를 느끼고 있는 '자기라고 하는 감각'이 있다. 그런데 이 '자기라고 하는 감각'은 실은 잠깐 사이의 상태에 지나지 않는데도 불구하고 자아의 혼란된 마음이 일으키는 망상으로는 고정되고 계속적인 자기 자신으로 보이는 것이다.

그런 까닭에 사람들은 실존하는 자신의 본체는 망각한 채, 허상에 불과한 이 '자기라고 하는 감각—에고'를 실재하는 자기로 착각하고 자신의 인생에서 허구에 불과한 자아를 지키고 보호하기 위해 온갖 안간힘을 쓰면서 살아가고 있다.

이런 집요한 몸부림이 바로 에고의 행위이며, 이는 곧 모든 번뇌 망상과 괴로움과 고통을 일으키고 있는 원인이 되고 있는 것이다.

✦ 자아가 일으키는
   마음의 작용

에고의 모든 행위에 항상 붙어 다니고 있는 불만족. 그것은 자신에게는 뭔가가 부족하고, 불완전하다고 느끼고 있는 것이며, 이것이 열등감을 형성하고 있다. 에고는 이 열등감을 메워서 자신을 지키고 유지하기 위해 끊임없이 자신을 몰아세우는 행위로 인해 에고는 어디서 무엇을 하든 자신의 내면에는 언제나 어두움이 짙게 깔려 있다.

어두움이란, 일상생활에서 먹고 잠자고 일하고 노는 것 등, 무엇을 하고 있든 간에 자신에게 항상 붙어 다니고 있는 불만족과 불안 그리고 두려움과 근심 걱정 속에 있는 것. 쉼 없이 일어나고 있는 혼란된 사고와 감정에 휩쓸려 자신이 이리 끌려가고 저리 끌려다니고 있는 것.

그리고 에고의 모든 행위는 이기적 동기에 기초하고 있기 때문에 그의 관심은 오직 주위 사람들로부터의 관심과 찬사를 구하고 있고 자기를 과시하는 데 있는 까닭에 자신의 내면은 거짓되어 있고 허세에 불과하다는 사실.

또한 에고의 자기 방어 본능은 자신에게 불리한 사안은 무엇이든 자기에게 유리하도록 사실을 왜곡해 자신을 합리화하고 정당화함으로써 스스로 자신을 속이는 행위로 인해 자신에게 진실되어 있지 못하다는 사실 등등.

마음이 일으키는 이러한 총체적인 노이로제적 현상이 곧 어두움이며, 에고의 마음이자, 곧 사람들의 마음이며, 사람들이 모두 스스로 자신이라고 굳게 믿고 있는 자아다. 이와 같이 자신의 마음을 안다는 것, 고통의 진실을 안다는 것은 바로 다름 아닌 자기 마음속의 노이로제를 아는 것이다.

이와 같이 매 순간 자아가 일으키는 총체적인 노이로제적 마음이 일으키는 혼란된 마음과 고정관념이 일으키는 생각과 감정에 휩쓸리는 상태에서는 '내면의 평화'는 없다.

그런 까닭에 매 순간 현실과 나 사이에 끼어드는 갖가지 편협된 사고와 혼란과 두려움, 근심 걱정 등, 자아의 마음이 일으키는 노이로제적인 현상을 단호히 잘라 내어 일체의 미혹에 물들지 않으면 바로 거기에 자신의 본 바탕 세계인 '내면의 평화'를 발견한다.

✦ 삶은 끊임없이 흐르면서 매 순간 새로운데 자신의 고정관념
은 언제나 과거에 뿌리를 깊이 박아 놓고 있다

고정관념이란 자신이 살아오면서 쌓아 온 과거의 지식과 경험을 통해 인식된 앎의 세계, 즉 자기의 과거에 그 뿌리가 있는 앎의 세계다. 삶은 끊임없이 흐르면서 매 순간 새로운데 자신의 관념에서 나오는 생각과 마음은 언제나 과거에 그 뿌리를 깊이 박아 놓고 있다.

그래서 인간은 현실을 있는 그대로 직시하지 못하고 고정관념으로부터 나온 생각이 만든 오류와 착각 속에서 있으면서 이를 옳다고 고집하고, 갈등과 투쟁 속에서 고통을 일으키며 살아가고 있다.

✦ 고정관념에서 나온 선과 덕은 악이다

다음은 송양지인宋襄之仁이라는 고사성어로 옛날 중국 송나라의 왕 양공襄公이 자신의 고정관념에서 나온 선과 덕에 대한 집착의 어리석음으로 나라를 위기에 빠트린 고사古史다.

송나라가 초나라와 전쟁할 때의 일이다. 송나라의 왕, 양공이 초나라와 전쟁을 위해 출병을 하려 하자, 재상인 목이目夷라는 신하가 극구 만류했다.

"지금은 국내 상황부터 실속 있게 잘 다져야 할 때 입니다. 지금 초나라를 쳐서 나라를 부흥시키려 하지만, 그건 정도正道가 아닙니다. 초나라를 이기기 힘듭니다. 출병을 중지하소서."

그러나 왕은 듣지 않았다.

"출전을 앞두고 망언을 하지 말라. 나라를 부강하게 하는 전쟁을 하려는데, 무슨 말이 그렇게 많은가?"

마침내 송군과 초군이 홍수라는 강을 사이에 두고 서로 만나게 되었다. 초나라는 군세가 많았고, 송나라의 군세는 그에 훨씬 미치지 못했다.

송군은 이미 포진을 완료했으나 초군은 강을 건너는 중이었다. 강을 건너는 초나라 군대를 공격할 수 있는 유리한 상황에 놓이게 되었다. 재상인 목이가 다시 왕에게 말했다.

"지금이 공격할 절호의 기회입니다. 적군은 우리보다 배가 넘습니다. 그러나 적이 강을 건너기 직전에 총공격을 감행하면 승산이 있습니다"

그러자 왕은,

"자네는 출진할 때는 '기교를 써서는 안 된다.'라고 하더니, 어찌해서 지금은 기책奇策을 주장하는가?" 하고 나무랐다.

이윽고 초군이 도강을 해서 진을 치고 있었다. 진영을 갖추지 못한 군대는 혼란하므로 이때를 노려서 기습하면 승산이 충분히 있었다. 이에 재상 목이가 다시 진언을 했다.

"적군 진영이 안정되지 않았으므로 지금이 기습할 좋은 때이오니 서둘러 공격해야 합니다."라고 촉구 했으나 왕은,

"군자는 어떤 경우든 남의 약점을 노리는 비겁한 짓은 해선 안 되오. 이는 바른 정도가 아니오"라며 상대가 진형을 갖출 때까지 기다려야 한다고 한사코 우겼다.

양쪽이 포진을 하고 접전에 들어갔다. 병력이 두 배가 더 많은 초군이 우세한 것은 말할 필요도 없었다. 마침내 송군은 대패하고, 왕은 부상을 입은 채 도망갔다. 이를 보고 백성들이 비난하자, 왕은 이렇게 변명했다.

"아무리 적군이라 할지라도 군자는 사람이 어려울 때를 노리는 게 아니다. 과인은 싸울 준비가 갖추어지지 않은 적에게 기습 공격할 만큼 정정당당하지 못한 것을 싫어한다."

왕으로서 나라와 백성의 운명이 달린 전쟁을 하면 무조건 이겨야 한다는 엄중한 사실을 외면한 채 자신의 고정 관념이라는 조그마한 공간에서 나온 선과 덕을 고집한 전형적 어리석음이라 해서 '송양지인'이라는 고사성어까지 나왔다.

✦ 진정한 선과 악은
인간의 관념적 사고방식을 초월해 있다

이처럼 고정관념에서 나온 인간의 평면적이고 단편적이며 편협된 가치 판단과 분별로는 참된 선과 악을 규정지을 수가 없는 것이다. 만약 선과 악을 인간의 잣대로 단순히 평면적인 가치 판단으로 미리 규정지어 놓고, 그 규정대로 행동하게 되면, 결과적으로는 선이 악이 되는, 그리고 악이 선이 되는 매우 당혹스러운 상황을 초래하게 된다.

바로 고정관념의 조그만 틀 안에 살고 있는 우리 인간세계의 현실이다.

오감 만족을 행복으로 착각하고 살아가는
사람의 인생에는 공허함과 슬픔이 있을 뿐이다

세상 사람들은 그들 각자가 무엇을 하고 있든 간에 궁극적으로는 누구라고 할 것 없이 모두 행복을 추구하며 살아가고 있다. 그러나 정작 행복이 무엇인지, 또한 어떻게 사는 것이 행복하게 사는 것인지를 아는 사람은 거의 없다.

사람들이 찾는 행복이란, 사람들이 불행을 느낄 때 갖고자 하는 희망으로서, 사람들이 행복을 원한다는 것은 지금 자신이 행복하지 않다는 것. 때문에 행복이란, 사람들이 불행을 느낄 때 갖고자 하는 것으로 불행을 많이 느낄수록 행복을 얻고자 더 갈망한다.

하지만 대부분 사람들은 그 소망을 이룰 수 있는 정확한 원리와 힘을 갖고 있지 못하고 있다. 그런 까닭으로 그 기대는 채워지는 적이 거의 없어 행복에 대한 우리 인간의 갈망과 추구는 그칠 줄 모르고 계속되고 있는 것이다.

그러므로 행복은 사람들이 환상에서 찾고 있는 그들의 갈망일 뿐이다. 그러나 환상의 세계에서는 실재성을 가진 어떠한 것도 존재하지 않는다. 잠시 나타났다가는 사라지는 신기루 같은, 한 낱 꿈 같은 허구만 있을 뿐이다.

그런데 대부분의 사람들은 자기 만족을 위해 자기 욕구를 채우는 것을 행복으로 알고 살아가고 있다. 일시적인 자기 만족과 행복을 혼동하고 있는 것이다. 그래서 사람들은 자신의 공허한 마음을 달래고 채우기 위해 오감이라는 우리들의 감각기관을 통해 그 감각의 만족을 찾기 위해 자신의 인생을 살아가고 있다.

이와 같이 우리들의 마음이 그렇게 오감의 감각기관을 통해 자기 욕구를 채우기 위해 다니는 것을 욕망이라고 말하고 있다. 그러나 일시적인 오감의 만족을 위해 자기 욕구를 채우는 것을 행복으로 알고 있는 사람이 그렇게 자기 욕망을 좇아 채움으로써 얻는 잠깐 동안의 만족은 곧 다시 공허함과 함께 슬픔과 괴로움이 하나의 묶음처럼 되어 뒤따라온다. 그리고 그 공허함을 채우고 괴로움을 달래기 위해 다시 오감의 만족을 계속 찾아 다녀야 하는 허망한 삶이 되풀이 되고 있다.

이는 본의 아니게 스스로가 자기의 인생에 불행의 씨앗을 뿌리는 행위가 되고, 불행의 문을 여는 열쇠가 되어 그 사람의 인생에는 어둠이 있을 뿐이다.

사실 진정으로 행복한 사람은 존재하는 것만으로도 행복해하는 사람으로서, 그 사람의 존재 자체가 행복일 때 비로소 가능한 얘기다. 존재하는 것만으로도 행복해하는 사람의 행복은 외부로

부터 무엇을 획득해서 얻은 것이거나 다른 어떤 것에 의한 것이
아니고, 그 자신이 곧 행복, 즉 중도의 세계인 4차원 존재가 되었
을 때 가능한 얘기다.

형이상학적인 사고를 가진 사람은
거의 잘못된 길에 빠져 있다

형이상학이라는 병에 걸려 있는 사람, 그들은 물질적인 것은 등한시하고 정신적으로 고고한 것을 좋아하는 사람으로서 뭔가 특별한 사람이 되기 위해 명상이라는 어떤 수련을 하는 사람들이다. 명상 수행의 모든 것은 본질적으로 일상생활에서 자신과 매순간 자신에게서 일어나는 마음과의 관계에 바탕하고 있어야 마땅한 일이다.

✤ 일상생활 자체가 명상이 되게 하라

그런 까닭에 조용한 선방 같은 곳에 앉아서 두 눈을 감고 고요한 마음을 얻고자 하는 것은 마치 허공을 취해 가지려 하는 것과 같다.

공空의 세계, 즉 무극은 이름만 있을 뿐 그 스스로 나타나지 않아 아무런 형상도 갖고 있지 않다. 때문에 그것은 인간이 가질 수 있는 어떤 물건이 아니다.

자신의 일상생활을 통해 매 순간 직면하는 상황에서 일어나는 자신의 갖가지 부정적인 생각과 감정과 욕망을 떨쳐 내고 순간순간의 현실에 조화해 나가는 것이 참된 명상이라 할 수 있다. 즉 자신의 일상생활 자체가 명상이 되어야 한다는 것이다.

그러한 까닭에 명상 수행이라고 해서 어떤 다른 특별한 수련을 한다는 것 자체가 사실 쓸데없는 짓이다. 이들 소위 신비주의자에 속하는 형이상학적인 사람들은 과대망상증과 같은 현상을 가지고 있는 사람으로서, 뭔가 자신의 특별함을 증명하려고 하는 일에 너무 집착하고 있다는 것이 가장 큰 문제다. 그리고 그들은 육체적인 고행이나 금욕적인 생활을 하는 수련으로 마치 자신이 변한 것처럼, 깨끗하고 고결한 사람이 된 것처럼 생각한다. 자신은 특별한 수련을 하고 있다는 것으로 자만심을 강하게 키우게 된다는 것이다.

이와 같이 버려야야 할 헛된 욕망을 실제로는 오히려 더 키우면서도 정작 자신은 정신성을 심화시키고 있다고 착각하고, 스스로 이를 자각하지 못하고 있다. 얼핏 보기에 그들의 겉모습은 조용하고 평화스러운 것 같이 위장되어 있지만 그들의 내면은 온갖 모순으로 가득 차 있어 진정한 '내면의 평화'는 거기에 찾아볼 수 없다. 대부분의 종교학자들 또는 종교적인 지식인들의 모습이다.

✤ 진리는 형이상학도 형이하학도 아닌
   마음의 과학이며 존재의 과학

　진리의 길은 형이상학적인 것도 아니고 형이하학적인 것도 아니다. 고통을 일으키는 에고의 본질을 낱낱이 파악해 자아가 일으키는 생각과 감정 그리고 헛된 욕망들을 버려 가는 과정은 지극히 현실적이고, 실제적인 존재의 과학이며 마음의 과학이다. 뜬구름 잡는 일 같은 것이 비집고 들어올 틈새는 전혀 없다.

　이와 같이 자신의 현실 생활을 통해서 자아가 일으키는 마음과 직접 맞서 대결하는 일을 배제한 모든 수련이나 수행은 뜬구름 잡으려는 자기 욕망에 지나지 않는 것임을 알아야 한다.

　에고가 일으키는 고통의 현실, 지금 우리들 자신이 가지고 있는 올바르지 못한 온갖 부정적인 측면들, 우리들의 혼란되고 산만한 사고와 노이로제적인 마음을 떨쳐 내어야 한다.

　하지만 마음으로 마음을 다스릴 수는 없다. 때문에 자아가 일으키는 생각과 일어나는 감정을 놓치지 않고 투명하게 바라보고 이를 통제하는 응축된 힘이 있어야 한다. 그 힘은 바로 관조觀照와 각성覺醒이다.

의식, 관조 그리고 각성

각성은 무심의 상태로서 **깨어 있음**, 즉 순수의식이다. 각성에 도달하기 위해서는 먼저 의식적이 되어야 한다. 의식은 관조에 이르는 수단이다. 자기의 행동을 의식하고 나날이 일어나는 일을 지켜보고, 자기를 둘러싼 모든 것을 자각하기 시작하면 모든 것을 지켜보는 관조자觀照者가 된다.

이와 같이 관조는 의식의 결과로서 찾아온다. 의식하면 할수록 더욱더 관조로 들어가고, 더더욱 관조자가 된다. 그러므로 의식은 관조를 달성하는 방법이다. 그리고 나서 제2단계에서는 관조가 각성을 달성하는 방법이 된다. 다시 말하면, 우리 혼(마음의 세계)의 진화 단계를 의식, 관조 그리고 각성의 3단계로 나눌 수 있다.

하지만 우리 인간은 진화 단계의 최하위 지점에 있다. 오스트리아의 심리학자 프로이트는 "인간의 의식은 단지 빙산의 일각에 지나지 않으며 인간은 거대한 무의식의 힘에 의해 꼭두각시처럼 움직이면서 살아가고 있다."라고 했다.

즉 우리 인간은 무의식적인 활동 속에 있으며 무의식적인 활동이 곧 우리 인간의 마음의 상태다. 동물로서의 존재는 '100퍼센트 무의식적인 존재'다. 그리고 인간으로서의 존재는 '99퍼센트의 무의식과 1퍼센트의 의식'이라는 존재로서 우리 인간은 진화 단계의 최하위 지점에 머물러 있는 것이다.

그러나 만일 자신의 일상생활을 통해서 자기의 행동을 의식하고, 나날이 일어나는 일을 자각하고, 자기를 둘러싼 모든 것을 의식하기 시작하면 그 1퍼센트의 의식은 계속 증대되어 가고 99퍼센트의 무의식은 감소되어 갈 것이다.

그리하여 100퍼센트 의식적으로 된다면, 관조자가 된다. 관조자가 되면, 거기에서 각성으로 비약할 수 있는 도약점跳躍點에 자연히 도달하게 된다. 즉 그렇게 되었을 때 거기에 '관조'만 남아있는 '각성'에 이르게 된다.

이렇게 되어 인간의 온갖 성정에 물들어 있지 않은 순수의식만이 남은 각성은 '지각과 고요함이 하나'가 되어 있는 상태로서, 고요한 가운데 일어나고 있는 모든 것을 사소한 것 하나 빠짐없이 지각하고 있으며, 지각하고 있는 가운데 고요함이 하나가 되어있는 **깨어 있음**이다.

이와 같이 '깨어 있음—각성'은 진정한 '내면의 평화'로서 쓰는 마음 그 자리에 고요한 마음이며, 분명한 경계를 갖고 파동으로 움직이는 마음이며, 서로 상극하는 이원성의 세계에 구애되지 않고 이원성의 세계를 융합하는 힘으로서 곧 중도다. 또한 중도를 얻음은 창조적인 '밝은 마음'이며, 주어진 환경에 구애됨 없이 자유자재로운 것, 바로 '진정한 자유'를 얻음이다. 그리고 그것은 인간을 구성하고 있는 육체와 혼과 영이 삼위일체가 되어 균형과 조화를 이루고 있는 존재이며, 곧 시공을 초월한 '4차원 존재'다.

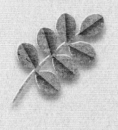
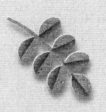

제2장
신체의
건강관리

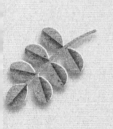

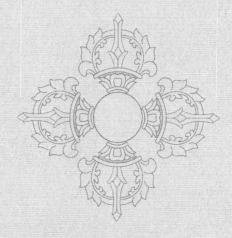

올바른 식이요법 및 운동요법이란

앞서 말했듯이 인간이 '4차원 존재'로서 정상적이며 균형 잡힌 건강한 인간으로서 살아갈 수 있기 위해서는 인간의 육체, 혼, 영, 3면의 기능이 어떻게 잘 조화되어 작용하고 있는가에 의해 결정된다. 즉 인간의 혼이 그 거처인 육체와 함께 진화 성숙되었을 때 비로소 균형 잡힌 건강한 인간이 될 수 있다.

사실 우리의 사고 과정을 포함한 전체적인 정신 활동은 신체의 건강 상태에 크게 의존하고 있다. 왜냐하면 혼(정신)의 상태는 반드시 신체에 그 영향을 미치고, 반대로 신체가 받은 영향은 반드시 그 영향을 그대로 혼에게도 끼치고 있기 때문이다. 양자를 분리해서 생각할 수는 없는 것이다. 말하자면 혼이 건전하면 신체도 건전하고 혼이 병들면 신체도 병든다.

✦ 내면에 형성된 정신 에너지에 의해
  우리 몸이 만들어진다

동물이든 식물이든, 모든 물질체는 눈에는 보이지 않지만 어떤 형체를 가지고 있는데 그 형체를 현대과학은 에테르체[10]라고 부른다.

그리고 우주에너지는 모든 에테르체 안으로 흘러 들어 결정체를 만들고 성장해 생체를 만들어 낸다.

우리 인간의 정신도 에테르체를 가지고 있는데 자신의 생각을 가지고 지속적으로 강하게 어떤 형상을 그리면 그려 놓은 대로 정신 에너지는 어떤 형체를 만들게 된다. 그렇게 형성된 정신 에너지의 형체인 에테르체가 육체 또는 그 상태에 맞는 형상을 만든다는 사실을 현대과학은 입증하고 있다.

✦ 많은 생을 살아오면서 겪은 모든 질병들이
  자신의 무의식에 고스란히 잠재되어 있다

인간은 많은 윤회전생을 통해 살아오면서 각자가 경험한 모든 것들이 사소한 것 하나 빠짐없이 자신의 무의식 속에 기억으로 축적되어 있다. 다시 말하면, 사람의 무의식 속에는 수많은 생을 살아오면서 겪은 모든 슬픔과 고통의 세계 그리고 온갖 질병들이 고스란히 잠재되어 있는 것이다.

그리고 질병을 비롯해 무의식에 잠재되어 있는 이 모든 것들은 마음속 깊은 곳에 품고 있는 자신의 생각에 따라 이에 반응해 나타나거나 소멸된다. 그래서 몸은 마치 거울처럼 마음의 상태를 그대로 반영해 나타내고 있는 것이다.

즉 마음의 습관은 그것이 좋은 것이든 나쁜 것이든 그 상태에 맞는 상황으로 몸을 만들어 나간다. 만약 감기나 독감 또는 특별한 어느 질병에 걸리지 않을까 하고 계속 걱정하면서 두려워한다면 이러한 행위가 자신의 무의식에 영향을 주어 그 질병이 감염되도록 돕고 있는 것이 된다.

그러한 까닭에 사람들과의 만남에서 그들 자신의 질병이나 다른 사람들의 질병에 대해서 이러쿵저러쿵하면서 이야기의 꽃을 피우는 것은 현명하지 못한 짓이다. 이러한 행위가 계속되면 본의 아니게 자신에게 질병을 끌어들이는 행위가 될 수 있기 때문이다.

✤ 질병에 대한 주의력은 갖되
   두려운 마음은 버려라

그러나 질병에 대해 조심하는 마음가짐이나 주의력은 가져야 한다. 질병에 대해 조심하는 마음이나 주의력을 갖는 것은 그 자체가 의식이 깨어 있는 행위이기 때문에 무의식에 영향을 주는 통로를 차단해 무의식에 영향을 주지 않아 질병을 끌어들이지 않는다.

그러나 주의력과 조심하는 마음없이 막연한 두려움이나 지나친 걱정에 따른 건강 염려증은 질병을 끌어들이는 행위가 될 수 있음을 결코 간과해서는 안 된다.

이와 같이 어떤 것에 대해 걱정하면서 두려운 마음을 가지는 것과 조심하고 주의력注意力을 가지는 행위는 전혀 다른 차원의 정신 에너지다.

올바른 식이요법

인간의 육체는 신체의 각 기관과 조직들의 조합으로 이루어진 집합체로서 이 세상에서 더 이상 절묘하고 경이로운 집합체는 없을 것이다. 하지만 완벽하지는 않다. 따라서 반드시 관리가 필요하다. 관리를 게을리하면 신체의 기능에 문제가 생기게 된다.

관리란 음식을 통한 에너지의 섭취와 자신의 신체적 조건에 적절한 운동 등을 통해 신체가 가진 원래의 '항상성 기능'이 잘 유지되게 함으로써 면역 기능이 강화될 수 있도록 하는 것을 말한다.

앞서 얘기한 바와 같이 인간의 신체는 경탄할 만한 기관들의 집합체이지만 완벽하지는 못하다. 그러나 완벽해질 가능성을 지니고 있다. 그리고 우리 인생의 목적은 자신이 추구하는 것이 무엇이 되었든 완벽해질 가능성을 위해 한 걸음 한 걸음 우주 만물의 창조주인 절대존재를 향해 진화해 가는 데 있다.

　건강한 사람은 건강할 수 있는 조건이 갖추어졌기 때문에 건강한 것이고, 질병을 치유한 사람 역시 치유될 수 있는 조건이 갖추어졌기 때문이다. 거기에는 아무런 불가사의한 점도 없다.

음식 섭취 시 지켜야 할 원칙

신체에는 음식 섭취를 통한 에너지가 필수적이다. 따라서 어떤 식품을 어떻게 섭취하느냐에 따라 우리 몸의 건강과 생체기능은 달라질 수밖에 없다. 건강한 마음을 위한 혼의 법칙이 있듯이 음식 섭취에도 자연의 원리에 의한 원칙이 있다.

미국의 전문의 데이비드 루벤David Reuben 박사는 자신의 베스트셀러 저서인 『영양학에 관해 당신이 항상 알고 싶어했던 모든 것』에서 "미국인에게 가장 큰 위협은 핵무기가 아니다. 그것은 오늘 저녁 당신의 밥상 위에 놓여 있는 그것이다."라고 말했다. 그러면서 그는 "많은 사람들이 먹지 못해서가 아니라 잘못된 음식을 먹기 때문에 질병에 걸린다."라고 했다.

음양의 조화와 균형에 맞는 음식 섭생

자연계의 모든 존재와 마찬가지로 인간도 선천적으로 음과 양으로 대별된 체질을 가지고 태어났다. 말하자면, 몸이 찬 '음의 체질'을 가진 사람과 몸이 따뜻한 '양의 체질'을 가진 사람으로 대별되어 있다. 때문에 몸이 찬 음의 체질을 가진 사람은 따뜻한 성질의 식품을, 몸이 따뜻한 양의 체질을 가진 사람은 찬 성질의 식품을 섭취해 '음식과 신체 간의 음양의 조화와 균형'을 이뤄야 한다.

양의 체질이 찬 성질의 식품을, 또는 음의 체질이 따뜻한 성질의 음식을 섭취해 음양의 균형을 이루게 되면, 음양의 기운이 서로 끌리고 교합하게 되어 조화를 이루어 신체의 항상성 유지와 면역계 향상에 도움을 준다.

반면에 양의 체질이 따뜻한 성질의 식품을, 음의 체질이 찬 성질의 식품을 섭취해 음양의 불균형이 되면, 기운이 같은 것끼리는 뭉치고 침착되어, 섭취한 음식물들이 서로 부조화를 이루어 체내에서 역작용을 이루게 된다. 그럼으로써 신체의 항상성과 면역계가 저하되는 결과를 가져올 수 있다.

✦『동의보감』에서도 찬 식품과 따뜻한 식품을
   엄격히 구분하고 있다

동양 최고의 의서醫書인『동의보감』에서도 식품의 효능을 말할 때 반드시 그 식품의 음양, 즉 성질이 찬 식품과 따뜻한 식품을 밝히고 있다. 그러면서 음의 체질은 찬 성질의 음식 섭취를 자제할 것을 말하고, 양의 체질은 따뜻한 성질의 음식 섭취를 자제할 것을 강조하고 있다.

그러나 우리가 일상적으로 섭취하는 모든 음식물은 오랜 세월 동안 검증된 식품으로서 일부 강한 성질의 찬 음의 식품 또는 강한 성질의 따뜻한 양의 식품을 제외한 대부분의 식품은 독성이 거의 없기 때문에 건강할 때는 음양의 체질에 맞지 않는 음식을 섭취해도 별 장애가 없다.

하지만 몸이 허약해졌거나 질병에 걸렸을 때는 음과 양의 체질에 따라 섭취하는 것이 음양의 균형과 조화가 생체의 기능을 조화롭게 해 건강과 치료에 도움을 준다.

다만 주의해야할 사항은 매우 강한 성질의 찬 식품(예를 들면 찬 육수의 냉면, 아이스크림, 얼린 음료수 등과 같은 식품)은 음 체질의 사람은 계절에 상관없이 섭취를 자제하는 것이 좋다. 또한 매우 강한 성질의 따뜻한 식품(예를 들면 마늘, 생강, 부추, 도라지, 홍삼 등과 같은 식품)은 양체질의 사람은 섭취를 자제하는 것이 좋다. 위장

장애로 인한 부작용이 발생할 수 있기 때문이다.

◇ **원칙 ❷**
정상적인 건강 상태에서는 육식을 금하는 채식이
건강의 필수 사항은 아니다

채식은 개인적으로 어떤 특별한 질병의 치료 또는 해독이나 정화 같은 특별한 목적을 위해서는 필요하다. 즉 개인적인 특별한 상황일 때 특정 기간을 정해 육식을 금하고 채식을 하는 경우가 있다. 그러나 일반적인 건강한 상태에서는 채식이 건강의 필수 사항은 아니다. 오히려 단백질의 부족으로 심각한 질병을 일으킬 수 있다. 그리고 고기를 먹으면 그 동물의 속성이 사람의 신체에 옮겨 온다는 말, 역시 자연의 원리에 어긋나는 낭설에 불과한 말이다.

중요한 것은 육식을 금하는 채식이든 육식과 채식을 함께하든 과식하지 않도록 절제하는 생활 습관을 가지는 것이다. 특히 육식은 과식을 하지 않아야 한다.

몸 안에 해로운 독소를 만드는 습관을 버려라

육류에는 채소류와는 달리 고단백이 주는 몸에 이로운 점이 있는 반면에 그 자체에 독소가 있다. 그러나 적절히 섭취한 육식의 해는 우리 몸이 정상적인 건강 상태에서는 별 문제가 되지 않는다. 문제는 이들 육식을 과하게 섭취함으로써 육식의 독소를 몸이 미처 배출해 내지 못해 장과 기관에 쌓이게 될 경우다.

특히 동양인의 경우, 서구 사람보다 장의 길이가 길어(약 1미터 더 길다) 장에 오래 머물게 되므로 섭취한 육식이 몸 안에서 부패된 상태에서 오래 머물게 되기 때문에 해롭게 작용한다.

따라서 육식은 우리 몸에서 원활하게 처리될 수 있을 정도로 적절히 섭취해야 한다. 육식을 섭취하되 과하게 섭취해 몸에 해로운 독소가 쌓이게 함으로써 건강에 해를 끼치는 습관을 버리도록 하라.

◇ 원칙 ❹

식사와 함께하는 과다한 국물섭취를 자제하라

식사와 함께 국물(국, 찌개와 같은 물 종류)을 과다하게 섭취하는 것을 피하라. 식사와 함께 많은 양의 국물을 섭취하게 되면 위액을 묽게 해 소화에 해를 끼치고 비만증을 생기게 한다. 그리고 과다한 국물 종류의 섭취는 섭취한 음식물의 대사 과정을 방해함으로써 건강에 해를 끼칠 수 있다.

◇ **원칙 ⑤**
단식과 같은 극단적인 방법은 피하라

음식 섭취를 통해서 바라본 건강의 정의는 영양 상태가 균형을 이룬 상태라 할 수 있다. 영양의 불균형이 커지면 필연적으로 '질병'으로 나타난다. 때문에 신체 유지에 필요한 음식을 단식하는 행위는 피해야 한다. 단식이나 무리한 다이어트 같은 극단적인 방법을 행하는 것은 자연의 순리에도 어긋나며 건강에 심각한 결과를 초래한다.

단식이나 육체적인 고행으로 비록 신체의 어느 한 부분이 계발된다 하더라도 다른 부분은 심각한 문제를 일으키는 등, 극단적인 방법은 한쪽으로 치우치는 경우가 되어 결과적으로는 건강상의 문제를 만들어 낼 수 있으므로 삼가야 할 일이다.

적절한 영양 공급물이 허용되지 않는 빈곤한 지역에 사는 사람들은 육체적인 건강의 문제와 더불어 정신적 발전도 확실하게 더디게 나타난다는 의학계의 연구 결과도 있다.

그리고 우울증, 근심과 같은 감정들의 원인들이 영양 불균형으로 인한 조직 내의 화학적 불균형에 기인될 수 있음을 연구 발표에서 보여 주고 있다.

◇ **원칙 ⑥**
과식이 만병을 만드는 근원적인 이유

인류 300만 년의 역사 가운데 대체적으로 최근 90여 년을 제외한 전 기간 동안 인류는 굶주림 속에서 지냈다 해도 과언은 아니다. 가뭄, 홍수, 지진과 같은 천재지변과 계속되어온 전쟁에서 인류는 배고픔에 익숙해져 왔으며 따라서 우리 몸의 세포는 공복일 때 어떻게 대처해야 하는가에는 충분히 익숙해져 있다.

그러나 현대인들의 운동 부족 상태에서 행해지는 과식으로 인한 영양 과잉 공급에 대해서는 아직 우리 몸의 세포들이 어떻게 대처하고 처리해야 할지 모르고 있다는 것이다. 때문에 과식은 만병의 크다란 근원이 되고 있는 것이다.

과식은 위장이 소화시킬 수 있는 능력 이상을 섭취했다는 것이므로 음식물에 대한 위액, 장액, 담즙 등 소화액이 상대적으로 부족해 소화시키지 못한 음식이 체내에 축적됨으로 인해 우리 몸의 생체 활동과 면역 체계가 교란되고 있는 것이다.

유해한 노폐물과 유해 가스가 많이 발생해 혈액이 탁해지며 우리 몸의 에너지가 소화 흡수 쪽으로 낭비되어 소화 기관에 과중한 부담을 주고 몸은 과로에 시달리게 된다.

과식으로 인해 인체가 받는 피해와 더불어 정신에도 부정적인 생각을 일으키게 하는 독소를 만들어 내는 등, 일일이 나열할 수조차 없을 정도로 과식은 인체에 커다란 독소로 작용하고 있다.

과식하는 사람치고 건강한 사람 없고 장수하는 사람 없다고 한다. 정신과 육체 모두에 심각한 피해를 주는 음식을 탐하는 과식은 반드시 절제되어야 할 일이다.

✦ 영양 과잉으로 인한
영양의 불균형이 병을 만든다

제대로 먹지 못했던 우리의 과거 시절에는 대부분 사람들이 '영양부족으로 인한 영양 불균형'으로 몸이 허약해 건강상의 문제를 일으켰다. 그래서 병이 났을 경우에는 병원의 치료 이전에 밥이든 고기든 많이 먹어서 기운을 차려야 했다.

그런데 지금은 현대 문명과 산업혁명이 낳은 물질적 풍요로 모두가 너무 잘 먹어서 일어나는 '영양 과잉으로 인한 영양 불균형'이 더 심각한 질병을 일으키고 있다. 여기에다 인스턴트 식품과 가공식품 그리고 오염된 식품과 오염된 물과 공기 등으로 인한 건강상의 문제는 날이 갈수록 심각해지고 있는 실정이다.

✦ 과식은
인슐린을 분비하는 세포를 망가뜨린다

또 과식은 우리 몸에 있는 인슐린을 분비하는 세포를 망가뜨려 당뇨병의 큰 원인이 되고 있다. 한국인은 서양인에 비해 췌장의 크기 작아 인슐린의 분비 능력도 떨어지는 상태에서 과식, 특히 흰쌀밥과 같은 단순당의 과다 섭취가 인슐린의 과다 분비 현상을 일으킨다. 그리고 인슐린 호르몬을 분비하는 세포를 망가뜨리는 결과를 가져오게 되어 췌장의 기능이 떨어져 당뇨가 되고 있는 원인이 되고 있다.

섬유질 식품의 섭취

수용성 섬유질은 만복감을 주며 포도당의 흡수를 지연시켜 혈당을 안정적인 수준으로 유지시키고 담즙산과 콜레스테롤, 중금속, 농약 같은 화학 성분을 흡착해 배설한다. 또한 장내 세균에 의해 분해되어 생성된 산성 물질들로 유해균의 번식을 억제해 장내 생태계를 건강하게 유지한다. 수용성 섬유질 함유 식품으로는 콩, 통보리, 해조류, 사과, 과실류 등이다.

불용성 섬유질은 소화관 내에서 대변의 양을 증가시켜 노폐물의 장내 체류 시간을 단축시킨다. 불용성 섬유질의 함유 식품으로는 현미, 통보리, 곡류, 채소류 등이다.

✤ 섬유질 식품의 기능 및 주의 사항

① 섬유질이 많은 식품은 자연히 오래 씹게 되므로 침샘에서 소화효소의 분비를 촉진하고 허약한 체질을 튼튼하게 해 준다.

② 수용성 섬유질은 수분을 빨아들여 팽창되므로 포만감을 주게 되어 자연스럽게 소식을 하게 된다.

③ 위, 장관의 운동과 소화 흡수 속도를 생체기능에 맞게 조절하므로 위궤양, 장질환, 췌장질환의 치료에 도움을 준다.

④ 변의 부피를 늘려 장의 연동운동을 촉진하므로 장내 노폐물을 빠르게 배설하도록 한다. 따라서 변비를 예방, 개선시키고 노폐물의 재흡수를 막아 대장, 직장, 유방, 자궁의 질환을 예방하는 데 도움을 준다.

⑤ 당분의 흡수를 생리적 수준으로 조절해 혈당을 안정적으로 유지하고 저혈당증과 당뇨병, 비만 등을 예방하는 데 사용된다.

⑥ 콜레스테롤의 수치를 저하시켜 고지혈증, 담석증, 심장질환을 예방하는 데 도움을 준다.

⑦ 납, 수은, 카드뮴 같은 중금속과 농약 같은 화학 성분을 흡착해 배설한다.

⑧ 섬유질은 장내 유익균의 먹이이기 때문에 섬유질이 있으면 유익균이 증식하게 되어 장의 건강을 유지해 준다.

⑨ 섬유질 식품도 가공식품이 아닌 반드시 신선한 식품을 통해서 섭취해야 한다. 유가공품과 음료수에 '고식이섬유 포함' 또는 '식이섬유 풍부'라고 표시되어 있는 가공식품류를 통한 섬유질 섭취는 올바른 방법이 아니므로 절제되어야 한다.

⑩ 모든 식품이 그렇듯 섬유질 식품도 과다 섭취하면 오히려 해가 될 수 있으므로 과식하지 않도록 주의해야 한다.

저작의 중요성

사람들은 음식물을 충분히 씹지 않고 조급하게 삼키는 경향이 있다. 음식물을 오래 잘 씹어서 섭취하는 것은 중요한 일이며 급하게 하는 식사는 몸에 해롭다. 입 안의 음식물을 씹는 행위, 즉 저작은 예로부터 '진양'이라 불렀으며 신비한 효과가 있다고 되어 있다. 근래 의료계에서도 이 효과를 알고 특히 위와 장 계통이 좋지 못한 사람에게 적극 권장하고 있다.

저작의 효능은 다음과 같다.

① 음식물을 오래 씹으면 타액에 산소가 섞여 프티알린 등의 효소가 충분히 분비된다. 그리하게 되면 산소가 양, 효소가 음이 되어 그 양과 음 가운데서 입 안의 음식에 커다란 생명력을 주게 되고 음식의 영양이 활성화되어 살아난다.

② 타액에는 파로틴이라는 호르몬이 함유되어 있어 뼈와 치아의 조직을 튼튼하게 하고 혈관의 신축성을 높이며 백혈구를 증가시킨다.

③ 부교감신경의 기능이 활발해진다. 그리고 일반적으로 섭취한 음식물의 영양소는 신체에 흡수율이 낮다. 그러나 오래

씹게 되면 섭취한 음식물의 영양 흡수율을 높인다.

④ 저작으로 턱의 경락을 자극함으로써 위와 췌장의 기능이 좋아져 인슐린을 만드는 작용을 돕는다.

⑤ 두뇌의 혈액 순환을 촉진해 두뇌 질환의 예방에 도움이 된다.

⑥ 만복 중추를 자극함으로써, 적은 양의 식사로도 포만감을 가지게 되고 자연스럽게 다이어트의 효과를 얻을 수 있다.

세포로 구성되어 있는 우리 몸

우리 몸은 60조 개가 넘는 아주 작은 세포들로 구성된 세포들의 집합체라고 할 수 있다. 이러한 세포 하나하나가 살아 있는 생명체로 성장할 수 있는 것은 세포의 핵산 때문이며 핵산에는 유전정보가 기록되어 있는 DNA와 유전정보를 복사해 전달하는 RNA가 있다.

이들 세포들은 DNA에 담겨져 있는 유전정보대로 분열 및 분화되고 성장해 피부세포, 근육세포, 뼈세포가 되며 또 다른 세포들은 혈액세포, 신경세포 등이 되어 각 장기의 모습을 만들어 간다.

이처럼 분화된 세포들은 신체의 각 조직과 기관을 이루며 기관은 계통을 형성해 인체라는 신비하고 경이로운 우리 몸이 만들어지는 것이다. 그런 까닭에 건강이란 이처럼 우리 몸을 구성하고 있는 세포 하나하나가 건강해졌을 때 비로소 가능한 일이라 하겠다.

✦ 우리 몸의 혈액 상태가
세포의 건강을 좌우한다

그렇다면 이들 세포를 건강하게 관리하는 역할은 우리 몸의 어떤 계통이 하는 것일까? 그것은 바로 우리 몸의 혈액인 것이다. 혈액은 24시간 한순간도 쉴 없이 온몸의 세포와 긴밀하게 접해 있으며 우리 몸에 10만 킬로미터 넘게 구석구석 젖줄처럼 뻗어 있는 혈관을 통해 각 조직과 기관의 세포 안으로 우리가 섭취한 음식물의 영양소와 산소를 공급하며 각종 호르몬이나 면역세포들을 필요한 부위에 보낸다.

또 각 조직 세포들로부터 탄산가스나 노폐물을 수거해 신장과 폐로 가져가 소변이나 땀, 내쉬는 숨으로 이들을 배출시킨다. 한편 세포들은 혈액으로부터 영양소와 산소를 공급받아 에너지를 만들어 무수한 화학반응을 일으켜 인체의 유지와 보수에 필요한 각종 생리 물질을 만들어 인체의 기능을 유지케 함으로써 생명 현상을 이어 나가게 한다.

때문에 혈액이 탁하고 오염되어 있으면 혈액을 통해 자라고 보호받는 우리 몸의 세포가 병들게 되어 제 기능을 못하게 되어 몸의 생체 활동에 이상 현상이 생기고 면역력은 약화되어 건강이 나빠지며 질병이 생기는 것은 당연한 일이다.

✦ 혈액은
우리가 '섭취하는 음식'으로 만들어진다

혈액은 폐에서 흡수한 산소와 내분비 장기에서 만든 호르몬, 골수에서 만들어진 백혈구, 적혈구, 혈소판 등의 혈구가 포함되지만, 혈액은 '우리가 섭취한 음식물이 흐르는 강'이라 표현할 만큼 약 95퍼센트의 혈액이 우리가 섭취한 음식물의 영양소로 만들어진다.

따라서 어떤 식품을 어떻게 섭취하느냐에 따라 우리 몸의 혈액 상태가 달라질 수 밖에 없고 그에 따라 신체의 건강 상태, 즉 신체의 체질과 혈액순환, 대사기능 등 생체기능과 면역력에 크게 영향을 끼친다.

그리고 예로부터 '식약동원食藥同原'이라는 말이 있듯이 모든 자연 식품에는 질병을 예방하고 치료하는 영양소를 함유하고 있다. 그런 까닭에 신체의 건강을 위해서는 올바른 음식의 섭취가 매우 중요하다.

3

신체의 정화 및 면역력 향상을 위해
섭취해야 할 식품

현미 맵쌀(현미쌀밥)

현미의 섬유질은 암의 원인이 되는 담즙산을 분해해 배설시키고
각종 중금속과 같은 유해 물질이 장벽에 접촉되는 것을 막아 배설
시키기 때문에 각종 질병의 예방과 치료에 절대적인 역할을 한다.

현미는 섬유질뿐만 아니라 단백질, 지방질, 당질, 비타민 B1, B2와 미네랄 등 거의 모든 영양소를 골고루 함유하고 있으므로 현미를 꾸준히 섭취하면 장의 활동이 활발해지고 혈액이 맑아지며, 체질이 개선되어 건강에 많은 도움이 된다.

현미는 혈당을 안정적으로 유지시키고 간장을 무리하지 않게 하므로 당뇨병과 간장병의 치료에 도움을 주며 또한 콜레스테롤을 대변으로 배설시켜 콜레스테롤을 낮춰 주는 역할을 하므로 고혈압, 동맥경화 등의 예방 및 치료에 도움을 주며 두통, 기미, 치질, 탈항, 간질환, 담석증 등에도 유익하다.

다음은 현미의 영양 성분 및 효능표다.

영양소	현미	효능
단백질	7.2g	기초 체력 향상
지질(지방)	2.5g	성인병 예방
당질(당분)	76.8g	인체 요구량 충족
회분	1.2g	피부를 탄탄하게 함
섬유질	1.3g	소화 및 대장에 유익
칼슘	41mg	혈액 정화
인	284mg	판단력과 기억력 향상
철	2.1mg	빈혈 예방
마그네슘	120mg	뼈와 세포 강화

비타민 B1	0.54mg	피로 방지, 두뇌에 유익
비타민 B2	0.06mg	신체 발육, 잔병 방지
니코틴산	5.1mg	피부병, 폐렴, 구내염, 정신이상 예방
판토텐산	1.2mg	두뇌에 유익
피오친	4mg	피부염, 탈모 예방
염산	15mg	빈혈, 종양 예방
비타민 B6	1.0mg	산중독 치료에 유익
이노시톨	120mg	소화운동 향상
콜린	110mg	간장에 유익
아미노안식	32mg	천식에 효과
비타민 K	10mg	혈액을 맑게 함
비타민 E	1.0mg	노화방지, 미용, 혈액순환, 신경통에 유익
휘친산	2.4mg	식품의 독(중금속)을 없앰

* 100g 당 측정치

* 자료 출처: 농촌진흥청 식품 분석표(제7 개정판, 2006년)

구분	현미	백미
체질	약알칼리성, 신진대사 촉진, 건강 체질로 유지	산성 체질, 산성 혈액, 피로 누적
당뇨	비타민 B1, B5로 당질의 완전대사 촉진, 혈당 안전	크산츄레산 발생으로 당뇨병 위험
고혈압	중성지방, 콜레스테롤 수치 저하	중성지방, 콜레스테롤로 혈압 상승 유발
변비	풍부한 섬유질로 변비 해결	섬유질 부족으로 변비 유발

암	쌀눈 속에 항암물질 함유	장내에서 발암물질 생성
해독작용	체내의 중금속 및 농약 성분 제거(피트산, 옥타코사놀)	체내 농약 잔류, 배설 안 되고 체내 유입

* 자료 출처: 농촌진흥청 식품 분석표

　이와 같이 현미와 같은 탄수화물은 인체의 건강을 위한 3대 필수 영양소의 하나로서 인체의 에너지원이 되는 식품으로 중요한 영양소다. 그 대표적인 식품이 현미 쌀이다. 그러나 백미와 같은 단순당의 탄수화물은 섭취를 자제해야할 식품이다.

　하지만 일부 전문가를 포함 많은 사람들이 복합당과 단순당의 구별없이 탄수화물 섭취를 제한하면 체중을 줄여 건강해질 수 있다는 매우 잘못되고 위험한 얘기는 자제되어야 한다. 왜냐하면 현미와 같은 양질의 탄수화물은 인체 에너지원의 필수적인 원천이기 때문에 반드시 일정량(섭취하는 음식의 약 50퍼센트)을 섭취해야 한다.

　따라서 현미와 같은 양질의 복합당과 백미와 같은 단순당을 구별해 그 장단점을 말함으로써 일반 사람들이 현미와 같은 양질의 탄화물섭취에 대한 착각과 혼란을 일으키지 않도록 해야 할 것이다.

항산화 물질

항산화抗酸化란 산화가 진행되는 것을 억제 또는 완화시킨다는 것으로 우리 몸의 세포의 노화를 예방하는 것을 의미한다. 즉 세포의 노화가 세포의 산화를 의미하는 것이기 때문이다.

우리의 호흡을 통해 체내로 들어온 산소는 인체에 필요한 에너지를 만드는 등, 이로운 작용도 하지만, 이 과정에서 몸에 해로운 여분의 산소인 활성산소free radical가 생성된다. 활성산소가 많아지면 활성산소가 체내의 정상 세포를 공격해 노화가 빠르게 오고, 대사작용의 이상 현상이 생겨 암, 심혈관 질환 같은 만성 퇴행성 질병을 일으킬 수 있는 원인으로 작용한다.

예를 들면 활성산소가 체내 단백질을 공격하면 인체의 기능을 유지하는 데 필수적인 효소의 작용에 지장을 주고, 세포 내의 핵산이 공격을 받으면 세포의 DNA에 변이가 생겨 암과 같은 질병이 발생하는 원인이 된다.

특히 체내 지방이 공격을 받으면 독성이 강한 과산화 지질이 생겨 이것이 세포나 조직에 상처를 입혀 암, 동맥경화 같은 질병을 유발시키게 된다.

인체에는 활성산소의 해를 방지해 주는 SOD라는 산화방지기구가 있어 이 시스템이 정상적인 활동을 하는 동안에는 활성산소의 피해를 막아 주고 있으나 30세를 넘으면 SOD의 활동이 눈에 띄게 약해진다. 때문에 항산화식품을 섭취하는 것이 중요하다.

항산화작용을 하는 영양소로는 카로티노이드류(베타카로틴, 라이코벤, 루테인), 플라보노이드류(안토시아닌, 카테킨, 레스베라트롤, 프로안토시아니딘), 이소플라본류(제니스테인, 다이드제인) 그리고 비효소적 항산화 물질인 셀레늄, 비타민C, 토코페롤(비타민E)과 미네랄 등이 있다.

그러나 식품이 아닌 항산화제를 복용하는 것은 부작용과 해가 따르며 특정 약물과 상극 또는 상호작용을 일으킬 수도 있으므로 반드시 자연식품으로 섭취해야 한다.

✦ 카로티노이드류

카로티노이드는 빨간색, 노란색, 주황색 계통의 과일과 채소에 많이 함유되어 있는 식물색소로 알파카로틴, 베타카로틴, 루테인, 라이코벤, 크립토잔틴, 지아잔틴 같은 성분들이 여기에 속한다.

특히 시각과 관련해 매우 중요한 기능을 하는 비타민 A의 전구체이기도 하다.

심혈관 건강에 좋은 알파카로틴

베타카로틴보다 알파카로틴이 심혈관 질환을 예방하는 데 더 효과가 있으며, 전립선암 예방에도 도움을 준다. 뿐만 아니라 노인성 황반변성 및 백내장의 위험도 줄여 준다고 한다. 알파카로틴이 함유된 대표 식품으로는 호박, 감, 당근, 질경이, 콜라드, 토마토, 완두콩, 탄제린 등이 있다.

피부를 건강하게 해 주는 베타카로틴

베타카로틴은 강력한 항산화제로 암과 심혈관 질환의 위험을 낮추는 것으로 알려져 있다. 또한 태양광에 의한 피부 손상의 보호 효과 및 주름이나 검버섯 생성을 방어하기도 한다. 이로 인해 노화 지연 효과까지 나타낸다. 그리고 당뇨 합병증을 예방해 주고, 폐기능 증진, 항균 작용까지 하는 물질이다. 베타카로틴이 함유된 대표 식품으로는 당근, 망고, 늙은 호박, 고구마, 시금치, 케일, 브로콜리, 파파야, 키위, 살구, 콜라드, 순무, 민들레잎, 캔터루퍼, 오렌지에 풍부하게 들어 있다.

맑은 눈을 위한 루테인과 지아잔틴

루테인과 지아잔틴은 녹색잎 채소에 많이 함유된 카로티노이드로 눈의 건강을 유지하고 시각기능에 도움을 준다. 노화와 관련한 눈 질환의 연구 결과 루테인과 지아잔틴을 보충했을 때 후기 노인성 황반변성의 악화를 감소시킨다고 보고 되었다. 또한 백내장과 황반퇴화를 예방하고, 시각퇴화 속도도 지연시키며, 폐암 등 일부 암의 위험도를 감소시킨다. 이와 같이 시각기능에 중요한 이 성분들은 키위, 케일, 시금치, 브로클리, 아욱, 양배추, 양상추, 배추, 토마토, 늙은 호박, 옥수수, 계란 노른자, 순무, 민들레잎, 콜라드에 많이 함유되어 있다.

붉은 음식에 많이 함유되어 있는 라이코벤

강력한 항산화 효과를 가지고 있는 라이코벤의 대표적인 효능으로 나쁜 콜레스테롤인 LDL 콜레스테롤 수치는 낮추고, 좋은 콜레스테롤인 HDL을 높여 심장 건강에 도움을 준다. 또한 전립선, 대장, 방광, 식도, 피부, 폐, 췌장암 등 다양한 암의 예방 효과와 골다공증을 포함한 많은 만성질환 예방 효과가 있다고 알려져 있다. 라이코벤이 많은 음식으로는 붉은 계열의 과일과 채소, 특히 토마토, 자몽, 수박, 고추가 대표적이다.

그러나 카로티노이드를 식품이 아닌 보충제로 과잉 섭취하게 되면 우리 몸에 해로울 수 있다. 베타카로틴을 보충제로 섭취했을

때 암을 더 악화시킬 수 있는데, 흡연자의 경우 베타카로틴을 보충
제로 섭취하는 것은 오히려 폐암의 위험을 높일 수 있다고 한다.

때문에 카로티노이드는 보충제로 섭취하기보다는 노란색, 오렌
지색 계열 등의 식품으로 충분히 섭취하는 것이 안전하고 건강에
좋다.

✦ 플라보노이드류

플라보노이드는 항산화의 범위가 넓은 물질로 항균, 항바이러
스, 항암, 항알레르기 및 항염증 물질이며, 특히 활성산소를 제거
하는 능력은 비타민 C나 비타민 E에 비해 3~5배 이상의 항산화
작용을 나타낸다.

플라보노이드의 주요 기능
① 유해산소에 의한 과산화 반응을 억제해 혈관의 지질화를 예
   방하고 중금속을 해독한다.
② 가장 강력한 항산화 호르몬인 인터페론 생성을 촉진, 면역
   력을 강화시킨다.
③ 조혈과 혈행 개선 작용이 있어 혈액을 깨끗이 해 흐름을 좋

게 한다.

④ 세포막의 강화, 활성 작용으로 상처와 오염된 조직의 재생력이 뛰어나고, 세포의 신진대사를 활발하게 한다.

⑤ 활성산소를 중화시킴으로써 항암효과를 높이고, 항암제 투여나 방사선 치료에 따른 부작용을 경감시킨다.

⑥ 질병을 유발하는 박테리아의 증식을 억제한다.

⑦ 항알레르기 작용으로 피부 독성을 방지하며, 알레르기를 일으키는 알레르겐을 원천적으로 봉쇄하고 알레르기 과잉반응(비염, 아토피, 촌삭, 유행성 결막염)을 억제한다.

⑧ 생체 내 에너지 생산에 유익한 효소반응을 증식시켜 신진대사를 강화한다.

⑨ 특정 신호전달 단백질을 차단해 강한 전이성과 공격성을 가진 암세포 성장을 억제한다.

다음은 플라보노이드의 성분과 효능 및 함유된 식품들이다.

안토시아닌

안토시아닌을 함유한 딸기와 베라류의 과일들은 고혈압, 심혈관 질한을 예방하고, 유방암이나 대장암과 같은 암 질한 예방에도 도움을 준다. 또한 단기적으로 기억력을 증가시켜 주기도 하고, 요도 감염을 감소시켜 준다. 대표적인 함유 식품은 딸기, 베리류인 블루베리, 크랜베리, 라즈베리, 키위, 자두 등이 있다.

쾌세틴

항염증 작용, 항암 효과, 알레르기 염증 감소뿐만 아니라 대기 오염이나 흡연으로부터 폐를 보호해 주고, 신경 보호 작용을 하는 물질이다.

붉은 빛깔의 사과, 체리, 포도, 적포도주, 초록 빛깔의 녹차, 케일, 아욱, 브로클리, 잎상추, 배, 양파, 마늘 등에 많이 함유되어 있다.

효능으로는,

① 심장 건강: 혈관벽에 지질 산화물이 축적되는 것을 예방해 동맥경화 증을 예방해 주며, 또한 혈전증, 고혈압, 부정맥 예방 같이 심장 건강에 도움을 준다.

② 뇌세포의 건강: 신경보호 역할이 있어 산화적 스트레스로부터 뇌세포를 보호해 알츠하이머 질환을 예방하는 데 큰 역할을 한다.

③ 암 예방: 전립선암, 대장암과 폐암 등을 예방해 준다.

헤스페리딘과 탄제리틴

감귤, 오렌지, 레몬, 자몽, 라임과 같은 과일에 풍부하다. 헤스페리딘은 심장병 예방과 혈관을 강화시켜 주고 탄제리틴은 암 중에서도 뇌암과 기관지 암 예방에 도움을 준다.

카테킨

카테킨은 녹차와 포도에 많이 들어 있다. 효능으로는,

① 혈류의 흐름을 원활하게 하는 작용이 있어 심장 건강에 도움을 주고 항산화작용에도 효과가 있다.

② 녹차는 노인성치매 예방에 효과가 있다.

③ 녹차는 백혈병, 폐암, 유방암, 전립선암 등 다양한 암에 효과적인데, 특히 녹차의 에피갈로카테킨 갈레이트라는 성분이 유방암, 피부암, 위장관 암의 성장을 억제하는 효과가 있다.

✦ 이소플라본류

콩 중에서 대두에 가장 많이 함유된 이소플라본은 항산화 효과, 심혈고관, 대사증후군, 등에 좋은 성분이다. 또 이소플라본은 '식물성 여성호르몬 에스트로겐'으로 여성의 폐경기 이후에 나타날 수 있는 여러 가지 갱년기 증상을 개선시켜주며 식물에서 추출한 물질로서 부작용이 없어 인체에 안전한 물질로 평가받고 있다.

에스트로겐이 영향을 미치는 장기는 유방, 자궁, 난소 및 고환

과 전립선을 포함한 여성 및 남성의 생식기관들과 뇌이며, 뼈의
유지와 심혈관계에 생리적으로 매우 중요한 역할을 한다.

✤ 낫또는 세계 5대 건강식품 중의 하나

이러한 중요한 역할을 하는 이소플라본의 효과적인 섭취를 위
해서는 대두 콩을 발효시킨 '낫또'를 들 수 있다. 낫또는 미국의
건강 전문지『헬스』에서 선정한 세계 5대 건강식품 중의 하나로
우리나라의 김치를 비롯 일본의 낫또, 그리스 요거트, 스페인의
올리브유, 인도의 렌틸 콩과 함께 세계 5대 건강식품으로 손꼽히
고 있다.

청국장과 낫또의 차이점

한국의 청국장과 일본의 낫또는 비슷하면서도 다르다. 두 가지
모두 건강에 이로운 식품이다. 하지만 청국장의 경우 원제품을
그대로 섭취하기보다 찌개나 국 형태로 먹게 되는데, 조리 과정에
서 발생하는 열 때문에 많은 영양소가 소실(섭씨 50도부터 소실)되
는 단점을 가지고 있다. 반면 낫또는 발효된 상태 그대로 먹기 때
문에 영양소의 손실 없이 섭취할 수 있다는 장점이 있다.

✤ 낫또의 함유 영양소와 효능

① **낫또키나제**: 낫또키나제라는 효소는 낫또균에 의해 발효되는 과정에서 생성되기 때문에 발효 전의 콩에는 함유되어 있지 않다. 낫또키나제는 혈액 안에서 덩어리가 되어 혈액순환 장애를 일으키는 원인이 되는 혈전血栓을 분해해 심근경색, 뇌졸중, 동맥경화, 뇌경색, 치매 등 혈관질환의 예방에 도움을 준다.

② **제니스테인**: 제니스테인은 세포의 손상과 노화, 세포의 돌연변이, 발암물질 등으로 정상세포가 암세포로 바뀌는 것을 억제해 주는 효능을 가지고 있다. 유방암과 전립선암에 특히 뛰어난 효능을 보이는데 이는 제네스테인이 인체에 에스트로겐이 부족할 경우엔 에스트로겐 역할을 수행하지만 에스트로겐이 과다하게 분비될 경우에는 항에스트로겐 역할을 함으로써 유방암을 예방한다. 전립선 암의 경우도 마찬가지로 제니스테인은 항남성호르몬의 역할을 함으로써 과다한 남성호르몬이 분비되지 않도록 조절하고 전립선 암을 예방하게 된다. 제니스테인은 유방암과 전립선암 외에도 결장암, 직장암, 폐암, 위암의 예방에도 효과가 있으며, 이 밖에도 월경증후군, 고혈압, 동맥경화, 심장병, 골다공증 등 다양한 질병을 예방해 준다.

③ 사포닌: 사포닌은 인삼에 들어 있는 대표적인 성분으로 암을 예방하는 데 그치지 않고 암세포의 증식을 막는 치료효과까지 있는 성분으로 이러한 사포닌이 낫또에도 다량 함유되어 있다.

④ 비타민 K2: 비타민 K2는 몸에 들어온 칼슘이 잘 흡수되어 순조롭게 뼈와 치아를 형성할 수 있도록 하는 역할을 한다. 즉 뼈와 치아를 단단하게 형성시켜 골밀도를 증가시키는 역할이다. 골밀도를 증가시키는 데는 마그네슘과 비타민 D도 중요한 역할을 하지만 비타민 K2의 역할은 더욱 크다. 더욱이 비타민 K2의 또 다른 중대한 역할은 혈관 석회화 증상의 방지다. 혈관 석회화는 혈관벽에 찌꺼기나 노폐물 또는 칼슘(음식이 아닌 영양제의 칼슘)등이 혈관에 침착해 쌓이는 것을 의미한다. 기타 효능으로는 혈당을 조절해 당뇨병 위험을 낮추고, 지구력 증가, 운동능력 증가, 항암작용 등을 들 수 있다.

⑤ 프로바이오틱스: 천연 프로바이오틱스가 풍부해 위와 장의 건강을 개선하는 데 매우 효과적이며 면역력을 강화시킨다.

⑥ 토코페롤: 비타민E의 다른 이름인 토코페롤은 면역체계를 강화하고 노화를 방지하며 암의 발생을 억제하는 역할을 할 뿐 아니라 암환자에게 무너진 면역체계를 복원시킴으로써 암에 대항할 힘을 주는 성분이다. 때문에 암 예방을 위해서

도 필요하지만 암의 재발을 방지하기 위해 필요한 물질이다. 폐암 예방에 특히 효과가 있는 것으로 알려져 있다.

⑦ 비타민 B2: 눈의 건강을 호전시킨다. 혈전증은 혈액을 응고시키는 혈전이 혈관 내부에 생겨 발생하는 질병으로 일반적으로 심근경색이나 뇌경색 등이 있으나 망막증 심정맥폐쇄증이라고 하는 안저眼底 출혈을 수반하는 눈 질환의 치료에도 사용되고 있다. 이는 망막의 정맥이 혈전으로 막혀버리는 질병이고 눈앞에 실이나 작은 벌레 같은 것이 끊임없이 날고 있는 것으로 보이는 증상을 가지고 있다. 비타민 B2가 부족하면 눈은 충혈되기도 하고 눈이 빡빡하게 되기도 해 눈이 부시고 시력이 떨어진다. 혈전을 녹이는 작용이 있는 비타민 B2를 풍부하게 함유한 낫또는 병든 눈에 혈액을 흐름을 좋게 해서 증상을 호전시킨다.

⑧ 필수 아미노산: 단백질에서 생성되는 아미노산은 우리 몸이 스스로 만들어 내지 못하기 때문에 반드시 식품을 통해서 섭취해야 해야 하는데 낫또에는 여덟 가지 필수 아미노산 외에도 다양한 아미노산이 함유되어 있다. 이 가운데 몇 가지 아미노산의 효능을 살펴보면, '트립토판'은 세레토닌의 분비를 촉진시키는데 세레토닌이 증가하면 숙면과 휴식을 유도하는 멜라토닌의 분비가 촉진되어 피로를 감소시킨다. '페닐알라닌'은 기분을 좋게 하고 통증을 완하시키고, 뇌를 자극

해 정신을 맑게 하며, '리신'은 골다공증의 개선효과와 함께 급성 염증성 피부질환인 헤르페스의 치료에 도움이 된다. '아르기닌'은 인체의 면역계를 좋게 하며, 동맥을 확장시켜 혈액순환을 좋게 하고, '알라닌'은 신진대사를 원활하게 해 주어 소화와 흡수, 배설이 잘 이루어지게 하며 간의 해독작용도 도와준다. '메티오닌'은 지방의 소화 흡수를 돕고 우울증을 억제해 주며, 손톱과 모발의 건강에도 효능이 있다. 특히 '이소류신, 류신, 발린'의 세 가지 아미노산은 우리 몸에 필요한 아미노산의 절반을 차지하는 매우 중요한 아미노산으로 근육을 만드는 원료로 사용되며, 피로회복과 활력증진의 효능이 있어 부족하면 만성피로와 무기력증을 유발할 수 있다.

⑨ **불포화지방산**: 낫또의 불포화지방산은 혈관을 막지 않고 비만과 성인병을 유발하지 않는다. 오히려 불포화지방산은 인체에 과도하게 축적된 지방을 녹여 주는 효능을 가지고 있어 건강에 유익하다. 특히 낫또에는 리놀레산, 올레산, 리놀렌산이라는 불포화지방산이 들어 있는데 '리놀레산'은 혈중 콜레스테롤의 농도를 낮춰 고지혈증의 개선에 효능이 있고, 피부를 재생해 준다. 또 '올레산'은 몸에 해로운 저밀도 콜레스테롤인 LDL 콜레스테롤의 수치는 낮추는 반면, 몸에 좋은 고밀도 콜레스테롤인 HDL 콜레스테롤의 수치는 높여 주어 고혈압과 심장병 등을 예방해 준다. 그리고 암 예방 효과와

노화로 인한 기억력 감퇴 등에도 효과가 있는 것으로 알려져 있다. '리놀렌산' 역시 혈압을 조절하고 혈당과 콜레스테롤의 농도를 낮추며 비만과 노화 예방, 피부 건강에 도움을 준다.

⑩ **디아진, 글라이시틴, 셀레늄:** 강력한 항산화제로 활성산소를 제거해 줌으로써 각종 성인병 치료에 도움을 준다.

⑪ **레시틴과 섬유질:** 레시틴과 섬유질도 풍부하게 함우되어 있는데 '레시틴'은 간이 독소를 분해하게 하고, 독소들을 대장과 신장을 통해 몸 밖으로 배출되게 해 장을 건강하게 지켜 주어 대장암 예방 효과가 있다. 또한 '레시틴'이 분해되어 콜린이라는 물질을 생성, 이 물질이 치매 환자에게 부족한 아세틸콜린이라는 신경전달물질의 양을 늘려 치매 예방에 도움을 준다. 낫또의 '섬유질' 역시 노폐물과 인체에 유해한 성분들을 흡착해 몸밖으로 배출해 줌으로써 대장암을 예방해 준다. 펙틴, 살룰로오스, 헤미세룰로오스 등이 낫또의 대표적인 섬유질이다.

✤ 영양의 보고寶庫, 슈퍼푸드 낫또

이와 같이 낫또에는 단백질, 지방, 식이섬유, 탄수화물 외에 비타민과 미네랄 함유도 풍부해 질좋고 다양한 5대 필수 영양소를 모두 갖추고 있다. 비타민으로서는 비타민 B1, B2, B3, B6, B12, 비타민 E, 비타민 K(K1, K2) 등이 함유되어 있고, 미네랄 종류로는 칼슘, 철, 마그네슘, 아연, 구리, 인, 망간, 칼륨, 셀레늄 등으로 다른 어떤 식품보다 다양하게 함유되어 있는 인체의 건강을 지키는 영양의 보고이며 슈퍼푸드다.

낫또 먹는 법과 주의 사항

① 낫또를 먹기 전 젓가락으로 중앙에서부터 섞어 주어 공기가 들어가도록 해 잘 섞어 실을 많이 만들어서 섭취할 것을 권한다. 낫또의 점액질에 들어 있는 낫또키나제는 낫또 효능의 핵심이라 할 수 있는 성분이다. 그런 까닭으로 낫또를 먹을 때는 젓가락으로 여러 번 많이 저어 점액질(낫또 실)을 더 많이 생성해 먹으면 그만큼 효과가 더 좋다.

② 젓가락으로 낫또를 들었을 때 점액질이 한 덩어리로 잘 뭉쳐져 있을 때 섭취하면 된다.

③ 열을 가하면 영양소의 파괴가 발생하므로 원제품을 그대로 섭취해야 한다. 일반적으로 50도가 넘으면 영양소의 파괴가

시작하고 70도가 넘으면 낫또의 효능이 거의 소실되는 것으로 알려져 있다.

④ 낫또 유익균은 상온에서 증식하는 성질이 있으므로 냉장고에서 꺼내 20~30분 정도 상온에 두었다가 섭취하는 것이 좋다.

⑤ 대두 콩을 장기간 섭취 시 요오드의 부족이 있을 수 있으므로 낫또 섭취 시 김(마른 생김을 살짝 구운)에 싸서 섭취할 것을 권한다. 그리고 김에 싸서 섭취하면 먹기도 한결 쉽다.

⑥ 낫또 하루 섭취량은 70g이며, 70g을 아침 식사 때 절반, 저녁 식사 때 나머지 절반으로 2회에 나누어 섭취하는 것이 좋다.

* 낫또에 대한 자료 출처: 발효식품 전문 회사 '한국발효'의
  '참발효낫또'에서 제공.

비효소적 항산화 물질과 효능 및 함유 식품

✦ 비타민C

① 항스트레스, 항바이러스 역할을 한다.

② 철분, 칼슘의 흡수를 돕는다.

③ 대식세포의 탐식 기능을 강화시키는 작용을 한다.

함유 식품

풋고추, 고추잎, 들깨잎, 근대, 냉이, 무청, 배추, 부추, 시금치, 쑥갓, 양배추, 연근, 열무, 케일, 파슬리, 피망, 마른 김, 딸기, 귤, 감, 곶감, 레몬, 파파야 등

✦ 비타민 E(토코페롤)

① 특히 세포막 지질이 과산화 지질로 산화되는 것을 억제한다.

② 산소 공급을 원활하게 해 혈액순환을 촉진하고 면역력을 높인다.

함유식품

곡류의 배아, 콩, 현미, 통밀, 땅콩, 잣, 호두, 해바라기씨, 양배추, 시금치, 당근, 상추, 브로콜리, 근대, 케일, 무청, 녹차 등

✦ 셀레늄

세계보건기구WHO에서 지정한 필수 영양소다. 강력한 항산화 영양소로서 면역세포를 활성화시키고 해독 작용을 한다.

① 하루 권장량 : 성인 남성 50μg(mcg), 성인 여성 40μg
② 함유 식품 : 브라질 넛(175μg/10g), 소고기(33μg/84g), 닭고기(22μg/84g), 달걀(15μg/한 개), 표고버섯(18μg/반 컵)

기타 브로콜리, 양배추, 시금치 등에 함유. 브라질넛 큰 것은 하루 한 개, 작은 것은 두 개 섭취하면 하루 권장량으로 보충된다.

슈퍼푸드 비타민 D

최근 코로나바이러스와 관련한 수많은 면역 관련 영양소 중 아연, 비타민 C, 셀레늄과 함께 비타민 D에 대한 면역 임상연구가 그 양과 질에 있어서 어떠한 영양소도 따라올 수 없는 수준이 되었다. 그중에서 특히 비타민 D의 작용기전이 뼈와 관련된 기능을 넘어 인체 곳곳에 미친다는 사실이 수없이 많은 연구에서 밝혀지고 있다. 게다가 우리에게 알려진 비타민 D의 권장량이 매우 낮아서 문제라는 것도 밝혀졌다.

비타민 D는 다른 비타민과 다르다. 비타민이면서 인체의 세포 발달 및 분화 조절, 부갑상샘 조절, 면역체제 및 외부물질 대사 조절 등 호르몬으로 작용한다. 그리고 햇빛에 노출함으로써 자외선이 피부에 자극을 주어 비타민 D 합성이 일어난다.

사실 인류는 지구상에 존재한 이후 하루에 7~9시간 이상 햇빛을 봤다. 때문에 비타민 D가 부족한 적이 없었다. 그러나 산업혁명 이후 현대인들의 바쁜 생활 자체가 햇빛이 충분히 노출되지 않는 환경에 살게 되었고, 거기에다 햇빛의 자외선을 오래 쪼이면 피부 노화가 촉진되고 피부암이 생길 수 있다는 이유로 햇빛을 쪼이지 않는다.

어쩌다가 가끔 실외 활동을 할 때조차도 모자를 쓰고 자외선 차단제를 피부에 바르기 때문에 만성적인 비타민 D 부족 현상은 확산될 수밖에 없게 되었다.

대한의사협회에 따르면 우리나라 사람들의 비타민 D 부족 현상은 남성 86.8퍼센트, 여성 93.3퍼센트 비율로 OECD 국가 중 비타민 D 부족 상태가 최상위에 있다.

✤ 비타민 D의 작용기전 및 효능

비타민 D는 다른 비타민과 다르게 체내 전체 기관에 고르게 저장된다. 따라서 활성비타민 D(D3)가 심장, 췌장, 피부, 면역계 세포를 포함해 거의 모든 세포에 분포한 비타민 D 수용체(VDR)와 결합해서 질병 예방 및 최적의 건강을 유지하는 데 결정적인 역할을 하고 있다.

그런 관계로 2000년대부터 지속적으로 비타민 D에 대한 새로운 임상 논문이 쏟아져 나오는 것은 그만큼 비타민 D의 중요성을 나타내고 있는 것이다.

이를 근거로 해서 비타민 D의 작용기전과 효능을 말하면, 비타민 D는 모든 세포와 조직 및 기관을 보호하고 조절하는 역할을 하며 면역세포와 염증에 대한 특정 조절 효과가 있는 면역 조절자로서 다음과 같은 역할을 한다.

① 대식세포 및 B 세포와 T 세포를 포함한 면역세포의 활동을 조절한다.

② 흉선에서 면역세포가 생산되도록 작용한다.

③ 바이러스 복제를 줄이며 사이토카인 폭풍을 억제하는 작용을 하는 항균 펩타이드 생산 및 작용을 증가시킨다.

④ 면역조절 유전자의 발현을 조절해 면역체계 활동을 조절한다.

⑤ 염증 및 호흡기 감염에 대한 보호가 있는 것으로 알려진 장내 미생물 군집의 생물 다양성을 증가시킨다.

⑥ 염증, 알레르기 및 천식 조절에 도움을 준다.

⑦ 비타민 D를 충분히 섭취하면 감기, 독감 등 호흡기 질환에 잘 걸리지 않고 알레르기, 아토피, 천식, 류머티스 관절염 등 자가면역 질환에 잘 걸리지 않는다.

⑧ 뼈 건강에 좋은 대표적인 영양소로서 체내 칼슘 흡수를 도와 뼈의 밀도를 높이고 골절, 골다공증 등을 예방하는 역할을 한다.

⑨ 세로토닌 호르몬 합성에 관여하기 때문에 우울감을 감소시

킨다.

⑩ 면역력을 높이고 세포성장을 조절하기 때문에 각종 감염성 질병과 암 예방을 돕는다.

⑪ 유방암 및 대장암, 폐암 등을 예방한다.

⑫ 체내 면역력을 강화하고 기도氣道의 산화와 염증 예방을 돕는다.

⑬ 결핵 예방을 돕는다.

⑭ 비타민 D는 인슐린 분비를 촉진해 당뇨병을 예방한다.

⑮ 미세먼지의 피해를 예방한다. 영국 킹스칼리지의 천식 & 알레르기 센터는 비타민 D가 기관지 상피세포의 항산화 반응을 강화시키고 면역 조절자로 미세먼지로 인한 염증유발물질 생성을 억제해서 염증반응을 억제하고 천식, 만성 폐쇄성질환 등 각종 호흡기 질환을 예방하고 치료한다고 2018년 미국 과학기술지에 발표했다.

⑯ 미국 신시네티 소아병원 연구팀은 2019년『알레르기 임상면역학 저널Journal of Allergy and Clinical Immunology』에 성장기에 비타민 D 수치가 충분히 유지되면 디젤자동차 매연의 미세먼지로 인한 기도과민반응성의 발현을 억제시키고 염증유발[Th2/Th17] 면역세포의 수를 감소시켜 천식의 악화를 예방한다고 발표했다.

⑰ 치매 환자도 비타민 D를 충분히 복용해 증상이 호전됐다는

연구도 잇따르고 있다. 혈중 비타민 D가 충분한 사람은 뇌를 MRI로 관찰하면 뇌가 건강하다고 나온다.

⑱ 칼로리를 줄이는 다이어트는 충분한 비타민 D가 수반되어야 체중 감소에 성공할 수 있다. 미국 미네소타대학 의과대학 샬라마르 시블리 교수는 칼로리를 줄이는 다이어트를 시작할 때 혈중 비타민 D 수치가 체중 감소의 성공 여부를 예측할 수 있는 변수가 된다고 밝혔다. 따라서 칼로리를 줄이는 다이어트를 할 때는 비타민 D를 추가하는 것이 체중을 효과적으로 줄이는 데 도움이 된다.

✤ 비타민 D가 부족하면

비타민 D는 각종 생리적 기능 유지에 중요하기 때문에 비타민 D가 부족하면 모든 질환의 발병 위험이 증가한다. 유방암, 대장암, 폐암, 고혈압, 심혈관 질환, 당뇨병, 자가 면역질환, 비만, 근육통, 천식, 자폐증, 시력 감퇴, 난청, 불면증, 편두통, 우울증, 기억력 감퇴, 치매 등 많은 곳에 영향을 준다.

① 비타민 D가 부족하면 모든 유형의 감염에 쉽게 노출될 수 있다. 결핵, 독감, 감기, 요로감염증, 세균성 및 코로나바이

러스와 같은 바이러스성 질염 등의 감염질환이다.

② 비타민 D 결핍은 인슐린 작용이 둔해져 복부비만의 원인이 되며 비만, 당뇨병, 골다공증, 퇴행성 관절염, 유방암, 대장암 같은 질병 발생이 증가한다.

③ 삼성서울병원 정신건강의학과 홍경수 교수 팀은 비타민 D 부족은 세로토닌 합성에 영향을 미쳐 수면장애 현상을 일으킬 수 있으며 렙틴 호르몬 분비에도 영향을 미쳐 과식 폭식에 이르기 쉽다고 했다.

④ 엄마 배 속에 있을 때나 아주 어릴 때 비타민 D가 부족하면 뇌세포가 정상보다 많이 파괴되어 자폐증 등 뇌기능 장애가 발생한다.

⑤ 비타민 D 결핍 시 쉽게 피로감을 느끼고, 집중력 및 기억력 저하, 숙면 불가, 몸의 부종과 관절 통증 등의 증상도 나타난다.

⑥ 비타민 D 결핍은 혈액의 칼슘과 인의 농도가 낮아져 골격의 석회화가 충분히 이루어지지 않거나 뼈에서 탈무기질화가 일어나게 된다. 따라서 골격이 약화되고 압력을 이기지 못해 휘게 된다. 성장하는 어린이의 경우 이런 증상이 나타나는 질병을 구루병이라 한다. 성인에게 나타나는 구루병을 골연화증이라 한다.

❖ 하루 권장량 및 과다 복용 시 부작용

우리나라의 비타민 D 하루 권장량은 400IU라 하지만, 현재 우리나라의 의사, 약사 및 관련 의료과학자들 중에는 4,000~5,000IU 이상 섭취할 것을 권하고 있는 전문가들이 늘어나고 있다. 미국 내분비 학회와 비타민 협회는 5,000IU까지 섭취를 권한다. 그럼에도 불구하고 많은 사람들은 비타민 D가 지용성이므로 5,000IU 이상 복용하면 부작용이 있지 않을까 우려하고 있다.

① 일반적으로 비타민 D를 과다 복용하면 핏속의 칼슘 농도가 높아지는 고칼슘 혈증이 생겨 소화장애, 구역질, 구토, 피로, 어지러움, 무기력증, 빈뇨 등의 증세가 나타날 수 있고 되레 뼈의 약화를 부를 수 있으며 신장과 심장 기능 저하 등의 부작용이 생긴다고 알려져 있다.

② 그러나 부작용은 극단적으로 많이 섭취했을 때에만 나타난다고 보고되고 있다. 미국 국립보건원NIH과 한국영양학회의 2015년 한국인 영양소 섭취 기준 보고에서도 일일 10,000IU 까지를 최대 무해 용량으로 설정했으며, 가장 최근에 발표된 비타민 D 독성 관련 임상 논문에서도 하루 15,000IU 복용, 혈중 농도 비타민 D 농도 수치 120ng/ml 까지는 독성이 나타나지 않는다고 보고 되고 있다.

③ 또한 2007년 1월 미국 임상영양학회지에 발표된 '비타민 D

에 대한 위험평가'에 따르면 매일 30,000IU씩 장기간 복용하거나 전체 혈중 수치가 200ng/ml 을 넘지 않으면 부작용은 전혀 나타나지 않는다고 했다.

④ 미국 국립보건원과 미국 국립의학회에서는 비타민 D 독성이 나타나는 기준은 하루 10,000IU 이상 섭취할 때, 혈중 농도는 200~240ng/ml 경우라고 발표했다.

사실 중요한 것은 하루 복용량이 얼마냐가 아니라 '우리 몸속에 비타민 D가 얼마나 있느냐'인 '혈중 농도 수치'다. 이론적으로 3개월 동안 하루 1,000IU를 꾸준히 복용하면 비타민 D 수치가 10ng/ml 정도 되고, 매일 4,000IU를 꾸준히 복용하면 40ng/ml, 5,000IU를 복용하면 50ng/ml 정도를 유지할 수 있다.

그러나 사람마다 비타민 D를 흡수하는 정도가 다르고, 비만도 차이로 같은 양의 비타민 D를 복용하더라도 수치가 제각각으로 나타난다. 따라서 적당한 양의 비타민 D 섭취로 건강을 유지하려면 적어도 1년에 한 번씩은 혈중 농도 수치를 검사해 보고 최적의 수치를 유지할 수 있도록 복용량을 조절하는 것이 좋다.

비타민 D는 지용성이므로 몸속에 들어오면 지방조직에 흡수되지만 지방조직은 비타민 D를 잘 놓아주지 않는다고 한다. 따라서 비만한 사람들은 비타민 D 부족이 오기 쉽다. 결국 비만한 사람은 비타민 D가 부족하고 비타민 D 부족이 비만을 악화시키는 악순환을 가져온다.

대부분의 비타민 D 전문가들이 권장하는 혈중 농도 수치는
40~60ng/ml이며 50~80ng/ml에서 최적의 건강 상태를 유지할
수 있다고 권장하고 있다. 이는 매일 비타민 D 4,000~5,000IU를
지속적으로 섭취해야 유지될 수 있는 수치다.

✦ 비타민 D 급원 방법

비타민 D는 식품으로 섭취하거나 피부에 자외선을 받아서 생
성할 수 있다. 그러나 서두에서 이미 말했듯이, 현실은 현대인들
의 생활 자체가 햇빛이 충분히 노출되지 않는 환경에 놓여 있다

는 것이다. 그리고 창문을 통해 들어오는 햇볕을 쪼이는 것은 아무 도움이 안 된다. 피부만 더 늙을 뿐이다.

햇빛에 충분히 노출되지 못한 경우에는 식품을 통해 비타민 D를 충분히 섭취해야 하지만, 아래의 비타민 D 급원식품과 함유량에서 보는 바와 같이 연어, 청어, 고등어 등 기름진 생선에 다소 포함되어 있으나 매일 상당량의 생선을 먹기도 쉽지 않고, 먹는다 하더라도 기준치에 훨씬 못 미쳐 식품으로는 좋은 급원이라할 수 없다.

✦ 비타민 D 급원식품과 함유량(μg/100g)

연어 32, 청어 22, 표고버섯(마른 것) 17, 표고(날것) 2, 참치 5, 우유 4, 달걀(삶은 것) 3, 버터 2.

  * 사용되는 비타민 D의 함량 단위
    1ng/ml = 100IU, 1μg =40IU, 10mcg = 400IU

    μg = mcg

따라서 '건기식(건강기능식품)'을 통해 비타민 D를 필수적으로 공급해야 하는 것이 지금의 현실이다. 하지만, 앞서 이미 말했듯이 비타민 D의 건기식을 선택할 경우에도 가능하면 비타민 D의 원료가 자연식품에서 유래된 제품(예를 들면 '건조효모'에서 추출)을 그리고 정제를 만드는 과정에서 투여되는 부형제를 사용하지 않고 만든 제품을 선택하는 것이 좋다. 왜냐하면 비타민 D는 평생 복용해야 할 건강식품이기 때문이다.

✤ 섭취 방법

① 비타민 D는 식사 중이나 식후 바로 섭취하는 것이 좋다. 왜냐하면 비타민 D는 지용성으로서 식사 중이나 식후, 지방이나 지용성 물질의 분해를 위해서 체내에서 담즙 분비가 활발히 이루어지는데 이 시간에 비타민 D를 섭취하면 흡수율이 높아지기 때문이다.

② 비타민 D는 우리 몸에 일정 부분 저장되기 때문에 하루 섭취량 전부를 1일 1회로 한 번에 복용해도 된다.

③ 비타민 D는 보통 D3를 일컫는다. 다만 D3와 D2의 종류가 있는데 체내에서 직접 합성해서 쓰는 형태인 비타민 D3가 더 유용하다.

규소수硅素水의 음용飲用─수정水晶 파동수

규소가 신체의 건강에 중요한 물질인 것은 19세기에 이미 밝혀져 있다. 세균학의 원조이며 백신을 개발해서 예방 접종을 세상에 전파한 파스퇴르는 일찍이 "규소는 앞으로 치료계에서 큰 역할을 할 것이다."라고 말한 바 있다. 또 1939년에 노벨상을 수상한 독일의 생화학자 아돌프 부테난트 역시 "규소는 현재에도 아주 먼 옛날에도 생명체의 탄생과 유지에 필수 불가결의 물질이다."라고 말했다. 호주의 식물학자 리하르트 볼프트는 "쇠뜨기를 차로 끓여 마시면 쇠뜨기에 함유되어 있는 규소가 세포를 활성화시키고 암세포를 파괴한다."라고 했다.

우리나라에서는 『생로병사의 열쇠 미네랄』의 저자 박연수가 "현대인들의 규소 결핍은 각종 성인병과 난치성 질환 호전에 영향을 미치는 것으로 입증되었으며, 인간의 노화 과정 역시 규소의 대사와 직접적인 관련이 있다."라고 했다.

이와 같이 신체의 세포나 조직과 각 장기의 구성에 필수적으로 관계해 그 형성과 회복을 지원하는 필수 미네랄인 규소는 기능적으로 움직이는 일반 소재와는 달리, 구조적인 움직임으로 후방 지원적인 소재이기에 지금까지 표면으로 등장할 기회가 거의 없었다.

✢ 새롭게 재조명되는
규소—프래밍햄Framingham 연구

그런 까닭으로 오래도록 의학계에서 알려져 있지 않다가 최근에 이르러 약 50년간의 '프래밍햄 연구'에서 규소의 효능이 입증되었다. 즉 규소의 중요성을 알게 된 획기적인 연구가 '프래밍햄 연구'다.

미국의 매사추세츠주에 있는 프래밍햄이라는 도시에서 1940년부터 약 50년간 건강 조사가 진행되었다.

그중에서 미국 하버드대학과 영국 세인트토마스병원 등 미국, 영국의 5개 기관의 공동 연구로 2,847명을 대상으로 규소 섭취량이 골밀도에 미치는 영향을 연구했다. 특정 지역 집단을 대상으로 같은 조사를 계속해 변화나 특징을 찾아내는 '코호트cohort 연구'라 불리는 조사를 약 50년간 실시한 것이다.

✤ 프래밍햄 연구 결과

① 인체의 노화는 규소의 고갈로부터 시작됨. 나이가 들수록 체내의 규소가 감소함으로 추가적인 섭취가 필수임.

② 인체의 근간을 이루는 세포나 조직, 즉 뼈, 근육, 뇌, 간장, 흉선, 혈관, 모든 장기, 모발, 손 발톱 등에 존재하며 이것들을 형성하는 필수 미네랄로서 사람의 건강 회복과도 밀접하게 관계하고 있다.

③ 규소는 칼슘을 뼈로 운반하는 화물차 역할을 해 체내의 칼슘 흡수를 촉진, 비타민 D의 움직임을 촉진, 글루코사민 합성을 촉진, 콜라겐 기능을 지원한다.

현재 일본에서는 의사와 학자들이 중심이 되어 각종 조사 및 연구를 활발히 진행하고 있다. 그들은 규소는 인체의 모든 조직과 장기의 주요 재료가 되어 모든 질환의 치유에 절대적으로 필요하다고 증명했다.

특히 암이나 난치성 질병의 원인인 미토콘드리아와 핵소체核小體, Nucleolus(세포핵 내부에 존재하는 다른 소기관)는 규소로 이루어진 규소 덩어리라고 했다.

그러나 우리나라에서는 독일, 미국, 일본 등처럼 규소에 대해 연구하는 의사나 학자들은 없으며 대부분의 사람들도 규소에 대한 지식은 거의 없다. 다만 최근 일부 특수층을 중심으로 관심이 일어나고 있다.

✤ 음용 안전성

미국 FDA의 식품첨가물 지정, 일본 식품첨가물의 규격 기준에 적합(후생성 고시 제370호)판정을 받은 물질로서 규소의 원소 기호는 Si, 원자 번호는 14번으로 인체를 구성하는 가장 중요한 필수 미네랄이다.

지구의 대기 중에 가장 많이 포함된 것이 산소이며 지각地殼에 가장 많이 들어 있는 것이 규소다. 이처럼 지구의 구성 요소인 규소는 땅에서 자라는 식물과 그것을 먹는 인간의 몸을 만드는 중요한 구성 요소다. 결국 인간에게 규소는 필수 영양소이며 빼놓을 수 없는 중요한 미네랄이다.

✦ 규소는 신체의 모든 조직과
   장기의 가장 기본적인 물질

일본의 규소의과硅素醫科 학회에서는 "규소는 전신의 세포를 만드는 가장 기본적 물질로서 신체의 오장육부 조직의 주요 구성 원소이며 신체의 신진대사를 주관하고 생명을 연장하는 다양한 역할을 적극 수행한다. 따라서 규소가 부족하면 신체의 전반적 기능이 잘 작동하는 데 큰 차질을 빚게 되면서 각종 질병이나 건강 문제 그리고 노화의 원인이 된다. 그런 까닭으로 평상시에 규소를 충분히 보충한다면 신체의 오장 육부와 모든 조직의 기능이 정상화되어 건강을 유지할 수 있다."라고 했다.

✦ 독일에서 인정받고 있는
   규소의 보조식품

유럽에서는 규소의 중요성이 널리 알려져 있어 필수 영양소로 오래전부터 인정받아 보조식품으로 복용하고 있다. 특히 독일에서는 네 번째의 필수 영양소로 인정받고 있다.

합리적이며 실용적인 것을 중시하는 독일의 건강 보조식품은

세계에서 가장 까다로운 기준이 있어서 이를 만족하지 못하면 제
조 판매를 할 수 없다.

오염되지 않은 자연의 원료를 사용해 WHO가 정해 놓은 의약
품 제조공정 기준을 지키고 임상시험으로 의학적인 증명을 하는
것을 의무화하고 있다. 그런 까닭으로 '의약품에 준하는' 엄격한
기준을 통과한 건강 보조식품에 대한 독일 소비자의 신용이 두
텁고 실제로 효력도 있다고 말할 수 있다.

아시아에서는 일본에서 가장 활발하게 연구되고 있고 또 일본
각지에서는 많은 의료기관이 규소를 도입, 치료를 하고 있으며 각
종 질병 치료에 괄목할 만한 효과를 얻고 있다.

✦ 수정은 규소로
   형성된 결정체

규소가 가장 많이 들어 있는 미네랄이 석영石英이며, 그중에서
도 불순물이 거의 없이 순도 99퍼센트 이상으로 성장한 것이 바
로 수정이다. 이와 같이 수정은 규소로 형성된 아름다운 결정체
로서 과학자들은 수정은 순수한 규산 결정이 자라면서 만들어진
것이라 한다.

수정은 약 2억 년 전부터 지구 내부에서 높은 온도와 압력에 의해 투명한 결정으로 나타난 광물로서 규소 원자 한 개와 산소 원자 2개가 결합한 분자($SiO2$)다.

   * 수정에 대한 전체의 내용은 본서 「제5장 음파진동과 심신의 건강」의 '몸과 마음을 정화하고 힐링하는 수정파동'을 참고.

실제로 수정은 시간이 지날수록 자라는 돌이기 때문에 생명의 상징이고 우주에너지를 흡수해 전달하는 광물로 인식해 신성하고 불가사의한 힘이 있다고 여겨졌다. 실제로 영적으로 신성하다고 여겨지는 곳에는 지하에 수정 광맥이 있음을 알 수 있다.

오늘날 대체 의학자들이 수정의 신비함을 경험하고 수정을 이용한 힐링 헬스 기구와 침대보료로 사용하고 있는 것은 잘 알려져 있다. 수정은 동굴 속에서 불순물이 섞이지 않은 육각기둥의 투명한 광물로 자란다. 수정이 자라는 이유는 물속에 있는 규산이 수정에 달라붙기 때문에 자라게 된다.

◈ 수정파동수의 규소 성분분석

아래는 수정의 규소 성분 분석 결과이며 이는 한국광물자원공사의 자료 및 일본 규소의료과학 학회의 수정의 규소성분에 대한 분석이다.

수정의 규소성분 분석 결과

* 규소(Si): 40.7mg, 정신활동에 필수
  희석도 0.5g/100g(100ml)당 물 기준

* 자료 출처: 한국 규소과학회 자료, 일본 규소의과학회 세부 자료
  분자식: Na2Sio310H2o
  입자크기: 0.4나노그램[1/25억]

◈ 『동의보감』에서 밝힌 수정의 약효

동양 최고의 의서인 『동의보감』에 의하면 "수정水晶은 약으로서 사용되고 있다. 수정은 성질이 따뜻하고 맛은 달며, 심기心氣를 보하고 정신을 안정시키고 폐의 기운을 기르고 종양을 풀어 주며

자궁을 따뜻하게 해 주며 여자의 불임을 고치고 얼굴에 윤기를 나게 하며 피부를 곱게 한다."라고 되어 있다.

✦ 수정을 몸에 지니고 있으면

옛날부터 수정은 불행을 물리치고 행운을 주며, 건강을 지켜준 다고 해서 수정을 부적으로 몸에 지니고 다녔다는 말이 전해 오 고 있다.

① 얼굴과 피부가 맑아진다.

② 전자파 유해파가 중화된다.

③ 숙취, 피로, 스트레스가 해소된다.

④ 다이어트 체지방을 분해해 체중 조절에 도움을 준다.

⑤ 기억력 증진으로 업무와 공부가 잘된다.

⑥ 수정매트 위에서 잠을 자게 되면 피로 회복 및 면역력이 증 가 효과가 있다.

⑦ 수정 파동수(규소수)로 머리 감고 세수하면 피부가 곱게 된다.

⑧ 옛날부터 수정은 불행을 물리치고 행운을 주며 면역력을 증 가시켜 건강을 지켜 준다고 해서, 수정을 부적으로 몸에 지 니고 다녔다.

◈ 수용성 규소수의 작용기전과 효능

① 수용성 규소수의 특징으로는 강력한 항산화력(환원력), 해독력, 정화력, 침투력, 분해력, 항균 살균력, 세포 부활성, 진통 소염성 등으로서 일본의 규소의과학회에서는 "규소는 전신의 세포를 만드는 가장 기본적 물질로서 신체의 오장육부 조직의 주요 구성 원소이며 신체의 신진대사를 주관하고 생명을 연장하는 다양한 역할을 적극 수행한다."라고 했다.

② 따라서 "규소가 부족하면 신체의 전반적 기능이 잘 작동하는 데 큰 차질을 빚게 되면서 각종 질병이나 건강 문제의 원인이 된다. 그런 까닭으로 평소 규소를 충분히 보충한다면 신체의 오장 육부와 모든 조직의 기능이 정상화된다."라고 했으며, 앞서 말한 바와 같이 1939년 노벨상을 수상한 독일의 생화학자 아돌프 부테난트는 "규소는 현재에도 아주 먼 옛날에도 생명체의 탄생과 유지에 필수 불가결의 물질이다."라고 말했다. 이와 같이 인체의 모든 질병 예방과 건강 유지에 필수 물질인 수용성 규소의 작용기전과 효과는 다음과 같다.

③ 수용성 규소는 혈액을 만드는 재료가 되고, 혈관을 복구하며, 흉선을 활성화시킨다. 또 면역세포의 기능을 강화시키며 신진대사를 원활히 하게 하며, 뇌세포의 재료가 되어 뇌세

포를 활성화시킨다. 더 나아가서는 세포 내의 미토콘드리아를 활성화시킨다.

④ 질병과 노화 또는 어떤 건강상의 문제가 있다는 것은 그 부분의 세포가 손상되어 자연치유가 어려워지고 있다는 것이다. 그런 관계로 세포의 재료가 되어 손상된 부분을 복구하는 강력한 기능을 가진 수용성 규소수는 인체의 면역 기능 향상과 이를 통한 치유와 건강을 위해 매우 중요한 역할을 하는 것으로 평가되고 있다

✤ 송과체 활성화를 돕는다

우리 인체는 대부분 규소로 이루어져 있으며(27.7퍼센트) 혈관 속에도 규소가 많이 포함되어 있다. 특히 우리 인체의 빛, 파동, 색깔을 간뇌로부터 수신해 내분비기관의 면역체계를 조절하는 기관인 송과체는 대부분 규소로 이루어져 있으며 송과체는 우주의 파동과 인체의 파동의 조화를 이루게 하는 매우 중대한 기능을 가지고 있다.

① 규소silicon는 치매예방과 노화방지에 효과가 있는 것으로 알려진 미네랄로서 21세기에 가장 주목받고 있는 미네랄이다.

수정은 산소와 규소가 합해진 것으로 규소는 알츠하이머성 치매를 유발하는 물질로 주목받고 있는 체내 축적되어 있는 알루미늄과 결합해 체외로 배출시킬 수 있는 가장 효과 있는 미네랄로 알려져 있다.

② 영국 킬대학Keele University of England 크리스토퍼 엑슬리Christopher Exley 박사가 치매 환자 30명을 대상으로 규소가 함유된 생수를 음용케 해 치매 억제와 치매 환자의 인지 저하를 억제하는 데 효과가 있다는 연구 결과가 나왔다. 따라서 크리스토퍼 박사는 규소가 알츠하이머 환자에게 희망을 줄 수 있을 놀라운 수준일 뿐만 아니라 치매를 예방할 수 있다고 밝혔다. 그리고 그 연구팀은 알츠하이머는 알루미늄의 영향이 확실하며, 알루미늄의 천연 해독제는 규소가 유용하다고 결론을 내렸다.

규소의 효과를 결론적으로 표현한다면 대량의 음이온 방출에 의한 뛰어난 환원력(원상회복력)— 즉, 강력한 항산화력이라 할 수 있다. 우리의 일상적인 삶 자체가 매일 활성산소(양이온, + 전자)를 대량 발생하는 환경 속에 있고 활성산소는 모든 질병을 일으키는 핵심에 있다.

그러한 질병에는 암, 동맥경화증, 당뇨병, 뇌졸중, 심근경색증, 간염, 신장염, 아토피, 파킨스병 등이 있다. 음이온 덩어리인 규소는 자신이 가지고 음이온 전자를 활성산소에게 내어줌으로써 활성산소의 활성도를 중화(항산화작용)시켜 활성산소의 해로부터 인체를 보호한다.

중환자가 숲 속에서 생활하면서 치유에 성공했다는 사례가 많은 것은 숲 속의 나무가 방출하는 다량의 음이온이 체내의 활성산소를 중화시켜 면역력을 증대시켰기 때문이다.

✤ 활성산소와 체내 정전기에 대해

산소는 인간의 생존에 반드시 필요한 물질로서 우리 몸에서 산소의 비율은 약 65퍼센트를 차지한다. 이처럼 산소는 우리에게 아주 중요한 원소지만, 모든 산소가 우리의 몸에 이로운 것은 아니다. 우리가 섭취한 음식물을 에너지로 바꾸는 신진대사의 과정에서 산소 화합물인 활성산소가 발생한다.

활성산소는 체내에 적당량이 있으면 우리 몸에 침입한 바이러스와 세균 같은 이물질을 공격해 그들로부터 전자를 빼앗아 스스로를 안정화한다. 이 같은 작용을 함으로써 활성산소는 우리 몸에서 몰아내야 할 세균과 바이러스를 죽여 제거함으로써 우리 몸을 방어하는 역할을 한다.

하지만 과다 발생할 경우 우리의 정상 세포와 조직까지 무차별로 공격해 각종 질병과 노화의 주범이 되고 있다. 즉 너무 많이 발생해 과다한 활성산소는 전자를 빼앗아 스스로 안정하기 위해 우리 몸의 세포를 공격해서 DNA의 유전자 정보를 파괴하는 것은 물론 세포막을 파괴시키고 비정상적인 세포 단백질을 형성한다.

이런 작용 때문에 의학자들은 현대 질병의 90퍼센트 이상이 활성산소를 그 원인으로 꼽고 있다는 사실과 활성산소의 강한 산화력이 신체를 산화시켜 노화 촉진과 수명 단축의 주범이 되고 있다는 사실에 대해 의료계의 모든 과학자들 중 이견을 가지는 사람은 없다.

그러나 우리가 활성산소의 생성을 막을 길은 없다. 왜냐하면 우리의 일상적인 삶 자체가 매일 활성산소를 대량 발생하는 환경 속에 있기 때문에 우리의 몸은 매 순간을 활성산소와 싸우면서 살아가고 있다. 그런 까닭에 인간이 살아 있는 한 활성산소의 생성을 막을 길은 없는 것이다.

우리가 매 순간 들이마시는 공기, 먹는 음식 하나하나가 모두 에너지 생산에 이용되고 그 대사 과정에서 생기는 부산물이 바로 활성산소이며, 외적인 요인에 의해서도 다량으로 발생한다. 외적 요인으로서는 갑작스럽게 하는 과격한 운동, 과식, 과도한 음주, 강한 스트레스, 바이러스 감염 등과 같이 인체가 대량의 에너지가 필요할 때에는 대량 발생한다. 그리고 흡연, 자외선, 대기오염, 잘못된 음식물의 섭취와 식품 첨가물의 섭취 등의 요인과 각종 전자, 전기 제품의 사용에서도 발생한다.

이러한 활성산소를 제거하는 가장 효과적이고 쉬운 방법으로는 외부에서 음이온(음전하, ― 전자)을 우리 몸에 공급해 주는 것이다. 음이온 덩어리인 수용성 규소를 섭취함으로써 음이온이 인체에 공급되면 활성산소는 음이온으로부터 쉽게 전자를 취하게 됨으로 활성산소가 우리 인체의 건강한 세포를 공격할 일이 없게 된다. 그러나 전자기기 제품 등으로 공급하는 음이온은 오히려 인체에 해롭다. 음이온 역시 천연 미네랄인 수용성 규소와 같이 자연에서 공급되어야 하는 것이다.

우리가 일반적으로 경험해서 알고 있는 정전기는 건조한 겨울철에 털이 있는 스웨터를 벗다가 따끔하게 느낀다든지, 문고리를 잡다가 전기가 통한 일 등이다. 이는 모두 '우리 몸 표면의 정전기'다.

그런데 우리 몸 표면이 아닌 체내의 혈관에서 혈액이 흐르면서 혈구들이 부딪치면서 정전기가 발생하고 그것이 쌓이면 뇌의 신경세포에 심각한 타격을 끼친다고 해서 일본의 호리 야스노리 박사가 그의 저서 '체내 정전기'이론에서 발표했다.

그의 이론에 의하면, 혈액이 흐르는 혈관 내에서 정전기가 발생하고 신체의 어느 기관보다 많은 혈액이 흐르는 뇌에서는 그 어떤 신체기관보다 많은 정전기가 발생한다. 거기다 뇌의 대부분은 인지질을 비롯한 지질로 구성되어 있고, 정전기는 지질에 쌓인다.

정전기가 대량으로 발생하기에도 또 뇌의 지질에 의해 정전기가 많이 쌓이기에도 아주 좋은 환경이 뇌 속에 조성되어 있다. 즉 뇌의 신경세포가 정전기 공격을 받아 치매를 일으킬 수 있다고 밝히고 있다. 사실 우리 인체는 전기적인 존재로서 인체의 전위는 평상시 약 2.5볼트의 전압을 갖는다고 한다. 그러나 우리가 스트레스 상태의 환경 속에 있을 때는 인체의 전압 수치는 훨씬 더 올라간다. 그리고 이러한 현상은 매일 매일 우리들의 일상적인 삶에서 흔하게 일어나고 있는 일이다.

이와 같이 인체는 일상의 삶에서 발생하는 체내 정전기로 인해 양전하(+)를 띠게 된다. 우리가 음이온 덩어리인 수용성 규소를 섭취함으로써 양전하를 띤 몸속의 정전기는 자연스럽게 해소되어 체내 정전기로 인한 뇌혈관의 위험한 현상을 예방할 수 있는 것이다.

✦ 규소가 함유된 식품

규소가 함유된 식품은 다시마나 미역 등의 해조류, 현미, 보리, 통밀, 대두 등의 콩류, 우엉, 파슬리, 무, 당근 등의 곡물 및 채소류 감자, 아스파라거스, 옥수수 등과 대합, 굴 등이 있다.

특히 현미 채식과 규소는 매우 긴밀한 관계라고 할 수 있다. 하지만 함량 자체가 미미한 데다 음식을 통한 섭취는 흡수율이 낮고, 거기다 음식으로 조리하는 과정에서 많이 소실되어 우리 몸에서 규소로서의 효과를 크게 기대할 수 없다.

또한 인공적으로 재배, 양식된 곡류나 해조류는 농약과 환경에 오염되어 있어 섭취 자체를 자제해야 할 상황에 있는 것이 현실이다. 게다가 점점 심화되고 있는 현대사회의 각종 질병과 스트레스에 비해 턱없이 부족하다.

따라서 우리 몸에 효력을 낼 정도의 규소를 섭취하려면 보조식품이 유일한 대안이 되고 있다. 그런 까닭으로 선진국의 경우 규소 성분을 건강식품으로 섭취하는 문화가 이미 보급되어 왔다.

특히 독일에서는 일찍부터 많은 관심이 고조되어 판매 순위 1, 2위를 다투는 보조식품이 되고 있으며 유럽 각국에서는 수용성 규소의 개발에 열을 내어 뛰어들고 있다.

✦ 규소 보조식품은
   반드시 수용성 규소가 되어야 한다

그러나 규소의 효능은 '수용성 규소가 아니면 효과가 없다.' 왜냐하면 규소 자체는 거의 토양이나 암석, 광물 중의 물질로서 우리 몸에 잘 흡수되는 성질의 것이 아니다. 때문에 반드시 소화 흡수가 가능한 수용성 규소라야 인체에 쉽게 흡수된다.

규소 보조식품 중에는 규소를 미세 분말로 만든 제품도 있는데, 아무리 미세 분말이라 하더라도 이는 돌가루로서 인체의 소화 흡수에 문제가 있다고 보아야 한다.

그러나 현재 우리 나라에서는 적절한 수용성 규소수가 개발되어 있지 않다. 때문에 '수정파동 규소수'를 직접 만들어 섭취하는 것이 현재로서는 가장 이상적인 수용성 규소수의 섭취가 될 수 있다.

✦ 가장 이상적인 수용성 규소
─ 수정 파동 규소수

수정의 가장 큰 특징은 파동으로 진동한다는 것이다. 외부로부터 수정에 압력을 가하면 수정의 결정에 전기분극이 생기고 압전기 현상의 진동이 일어난다. 그리고 1초간 약 32,786㎑로 진동한다고 한다.

수정파동 규소수는 '천연 수정의 파동에너지'를 이용해 만드는 것으로 20리터 정도의 물을 담을 수 있는 원통형 용기(하단에 수

도 꼭지 부착)에 약 30퍼센트의 천연 수정을 담고 중금속과 오염물
질이 없는 깨끗한 물을 가득 넣은 후 40~50분이면 '수정파동 규
소수'가 생성되어 이를 음용하면 된다.

✤ 쇠뜨기 풀

쇠뜨기 풀에 규소 미네랄이 많이 함유되어 있어 이를 차로 끓
여 마셔 규소수를 섭취할 수 있다. 다만 섭취 시 주의할 것은 일
정량 이상 섭취하면 비타민 B1의 결핍을 부를 수 있으므로 하루
한 잔 이상 섭취하지 않아야 하는 단점을 가지고 있다. 그리고 쇠
뜨기 풀은 찬 식품으로 몸이 찬 사람이 장기 복용하면 부작용이
있을 수 있으므로 음용을 자제해야 한다.

생명의 물질
– 소금

우리가 일상적으로 섭취하는 흔히 소금이라 부르는 정제염은 기계장치를 이용해 바닷물의 중요한 영양소를 모두 제거해 염화나트륨만을 추출한 소금으로 일본에서 최초로 개발했다.

정제염은 바닷물의 생명 영양소인 미네랄은 거의 없고 독성이 강한 염화나트륨 함량이 99퍼센트 이상이며 또 순백색으로 처리하는 과정에서 표백제를 첨가하고, 소금이 굳어지는 것을 방지하기 위해 화학 약품을 첨가하는 등 결코 과다 섭취를 해서는 안될 해로운 식품이다.

그리고 정제염을 많이 섭취하면 나트륨 과다 섭취로 혈압이 올라간다. 정제염은 대량생산이 가능해 가격이 저렴해서 현재 국내에서 유통되는 라면, 장류, 과자, 빵, 국수 면 등 각종 식품에 첨가되는 소금이다.

✥ 우리나라 천일염은
   미네랄의 보물 창고

바닷물은 그 자체가 미네랄의 보물 창고다. 따라서 바닷물을 말린 천일염 역시 미네랄 덩어리로서 칼슘과 칼륨 같은 미네랄은 혈압을 내린다. 즉 천일염에는 염화나트륨만 있는 것이 아니라 각종 미네랄이 다양하게 함유되어 있는 것이다.

따라서 많이 섭취해도 칼슘, 칼륨, 인, 셀레늄, 망간, 아연 등의 미네랄이 작용해 몸 안에 과다하게 들어온 나트륨을 배설시키기 때문에 문제가 없다. 그리고 특히 우리나라 서해안 천일염은 세계 최고의 미네랄 함유율을 자랑한다. 프랑스가 자랑하는 게랑드 천일염보다 미네랄 함량이 3배나 더 높다.

✥ 하지만, 천일염을 그대로 먹을 수는 없다

우리나라 서해안 갯벌에서 생산된 천일염은 세계의 모든 소금을 통틀어 미네랄 함량이 가장 높은 최상의 소금이다. 염화나트륨의 함량이 80~85퍼센트에 불과하고 대신 칼슘, 인, 염소, 망간, 요오드, 마그네슘, 셀레늄, 게르마늄 등 미네랄이 풍부하게 들어 있다.

그러나 천일염 역시 천연의 독성을 함유하고 있기 때문에 그냥 먹어서는 안 된다. 왜냐하면 천일염의 간수는 단백질을 굳게하는 성질이 있어 많이 섭취하면 체내의 단백질이 응고되는 일이 나타날 수 있기 때문이다.

또 바닷물이 심각하게 오염되어 있어 천일염 속에는 각종 중금속과 동물의 유기체와 같은 불순물이 함유되어 있어 독성을 함유하고 있기 때문이다. 그래서 옛날에는 천일염은 3년 정도 저장해 간수를 뺀 다음에 사용했었다.

◈ 저염식이 결코
   건강식이 될 수 없다

요즘 소금이 몸에 해롭다고 해서 저염식을 권장하고, 일부 사람들이 저염식 하는 것을 건강식으로 착각하는데 이는 저염식의 본래 취지를 오해한 잘못된 생각이다. 저염식은 결코 건강식이라 할 수 없다. 더욱이나 염분이 나쁘다고 해서 무염식을 주장하며 무염식을 하는 사람도 있다.

무염식은 매우 위험한 일로서 무염식을 계속하게 되면 몸 안의 염증을 유발시키고 면역을 저하시키는 등 신체에 심각한 해를 가져온다는 사실을 명심해야 한다. 결국 무조건 소금이 나쁜 것이 아니라, 어떤 소금을 섭취하느냐가 중요한 것이다.

✴ 올바른 소금 섭취의 중요성

사람은 바닷물에서 태어난다. 태아가 자라는 엄마 뱃속의 양수는 바닷물과 성분이 비슷하다고 백과사전에서도 밝히고 있다. 그리고 양수의 소금 농도 0.9퍼센트, 사람 핏속의 소금 농도 0.9퍼센트, 우리 몸의 세포의 소금 농도 0.9퍼센트, 링거 주사액의 소금 농도 0.9퍼센트, 즉 소금 농도 0.9퍼센트는 생명의 기준이다.

소금 농도가 0.9퍼센트에 미치지 못하는 양수에 자란 아이는 뇌와 뼈, 생식기능이 선천적으로 약한 체질로 태어난다. 초등학교 교과서에서는 소금을 이렇게 가르친다. 소금이 몸에 들어오면 위액의 염산이 되어 살균작용이나 소화작용을 돕는다.

또한 소금은 피와 섞여 몸 구석구석을 돌면서 세포 속의 노폐물을 새 물질로 바꾸어 주고 신진 대사를 촉진한다. 이 밖에도 소금은 신경이나 근육의 움직임을 조절하기도 한다. 말하자면, 소금은 단순한 염분이 아니라 '생명물질'이라는 얘기다.

✦ 올바른 소금의 미네랄이
    신체의 신진대사를 주도한다

사람이 생명을 유지하기 위해 음식을 먹고 분해시켜서 에너지를 만들어 내는 것을 신진대사라고 한다. 그러므로 신진대사가 멈추면 사람은 죽는다. 그 신진대사를 주도하는 것이 바로 소금이다.

만약 몸 안에 소금이 부족해 신진대사가 원활하지 못하면 혈액이 산성화되고 면역이 약해져 병들게 된다.

사람이 밥을 먹고 소화를 시킬 수 있는 것도 소금 때문이다. 소금 속의 염소 성분은 위액의 재료가 된다. 만약 소금 섭취량이 부족하면 위액의 농도가 묽어져 소화장애가 발생한다. 양질의 소금을 먹으면 소화가 잘 되는 것은 바로 이러한 이치 때문이다.

✦ 올바른 소금
    — 죽염의 작용기전과 효능

인체의 체액은 바닷물과 유사하며 산모의 양수의 전해질도 바닷물과 매우 흡사한 것처럼 바다는 수많은 생명체가 살아가는 원천이며 생명을 위한 거의 모든 필수 영양소가 함유되어 있는 바닷물에서 나온 천연 소금은 인체의 건강을 유지하는 데 꼭 필요한 나트륨, 칼륨, 칼슘, 철분, 망간, 마그네슘, 인, 황, 요오드 등 미네랄이 풍부하게 함유되어 있는 매우 중요한 식품이다. 그리고 몸 안의 각종 중금속과 유해 물질을 배출시킨다.

천일염 연구 최고 권위자 목포대 식품공학과 함경식 교수는 우리 나라 서해안 천일염의 우수성을 널리 알리는 데 큰 기여를 한 사람이다. 우리나라 천일염이 프랑스 게랑드 천일염 등과 비교해 미네랄 함량이 등이 훨씬 풍부하다는 연구 결과를 발표해 주목을 끈 바 있다. 저서로 『소금 이야기』 등이 있다. 그리고 우리나라 천연 소금의 불순물과 독소를 최대한 제거하고 효능은 크게 살린 것이 죽염이다.

죽염(아홉 번 구운)은 단군시대 이래 선가에서 비법으로 전래된 것으로 3년 이상 자란 대나무에 천일염을 넣고 황토 흙으로 봉한다. 그런 다음 재래식 황토 가마에 넣고 소나무 장작으로 24시간 불을 지피면 대나무는 타고 소금 덩어리만 남게 되는데 이 소금을 분해한 다음 다시 새 대나무에 넣고 똑같은 방법으로 반복해서 불을 지피며 아홉 번째는 섭씨 1,500도 이상의 고열로 녹여 만든다.

이와 같이 죽염은 우리 몸의 신진대사 기능에 매우 중요한 역할을 하고 있는 많은 미네랄이 매우 풍부한 식품으로 모든 음식

조리에 정상적으로 사용하는 것이 건강에 유익하다. 아홉 번 구운 죽염에는 칼슘, 철, 구리, 아연, 게르마늄, 세레늄, 마그네슘 등 인체 필수 미네랄 60여종이 함유되어 있다.

죽염의 효능으로는 죽염의 각종 미네랄이 가지고 있는 효능 외에 해독작용, 정혈작용, 소염작용, 항균작용 등의 작용을 하며 파괴된 세포를 빠르게 회복시키며, 혈관의 노폐물을 배설시키며 장벽에 침착 된 중금속 물질을 용해시키는 등 우리가 생명을 유지하기 위한 중요한 역할과 기능을 가지고 있다.

우리 몸을 지키는
생명의 필수 영양소

◈ 비타민

우리가 에너지원으로 섭취하고 있는 탄수화물, 단백질, 지방들은 비타민과 미네랄의 도움이 있어야 탄수화물은 단당류로, 단백질은 아미노산으로, 지방은 지방산과 글리세롤로 소화, 분해되어 흡수된다. 즉 비타민과 미네랄의 도움 없이는 우리가 섭취하는 음식물이 체내에서 에너지로 전환되지 않는 중요한 생명의 영양소다.

또 비타민과 미네랄은 효소의 구성 성분으로 인체에 필요한 항체와 호르몬, 신경전달 물질을 만들고 세포의 교체와 재생에 관여한다. 이와 같이 비타민은 24시간 쉬지 않고 우리 몸 안에서 중요한 기능을 하는 생명의 유전자인 DNA의 생성 작용을 촉진 시켜 인체의 신경과 세포조직에 필요한 생명의 영양소로 불린다.

그러나 비타민의 중요성이 세상에 공표되면서 초기에는 비타민을 보조제로 섭취했으나 장기 복용시 그 유해성 논란이 있은 후 오늘날 선진국에서는 대부분 사람들이 자연 식품을 통해서 섭취하고 있다.

✦ 비타민 K2

우리나라를 비롯 전 세계적으로 암 발생률에 의한 사망보다 고령화로 인한 심혈관계 질환에 의한 사망률이 지속적으로 늘어나고 있다. 특히 동맥경화와 관련된 혈관 석회화가 심혈관계 질환과 관련이 많다는 보고들이 잇달아 들어오고 있어 지용성 비타민인 K2가 최근 많은 주목을 받고 있다.

앞서 '낫또'에 관련해서 말한 바와 같이 비타민 K2 부족 시 뼈와 혈관 건강에 문제가 생길 수 있다. 즉 골다공증, 동맥경화, 뇌졸중, 신장결석, 골절, 심장마비 등의 위험이 높아진다는 것이다.

비타민 K2는 몸에 들어온 칼슘이 잘 흡수되어 순조롭게 뼈와 치아를 형성할 수 있도록 하는 역할을 한다. 즉 뼈와 치아를 단단하게 형성시켜 골밀도를 증가시키는 역할이다.

골밀도를 증가시키는 데는 마그네슘과 비타민 D도 중요한 역할을 하지만 비타민 K2의 역할은 더욱 크다. 더욱이나 비타민 K2

의 또 다른 중대한 역할은 혈관 석회화 증상의 방지다. 혈관 석회화는 혈관벽에 찌꺼기나 노폐물 또는 칼슘(음식이 아닌 영양제) 등이 혈관에 침착해 쌓이는 것을 의미한다.

기타 효능으로는 혈당을 조절해 당뇨병 위험을 낮추고, 지구력 증가, 운동능력 증가, 항암작용 등을 들 수 있다.

비타민 K2의 하루 권장량은 150mcg으로 함유 식품은 100g당 낫또 960mcg, 카레 90mcg, 닭고기 55mcg, 오리고기 22mcg, 달걀 12mcg, 소고기 12mcg이다.

함량 자체나, 공급 효율을 따져도 비타민 K2의 함량은 낫또가 단연 으뜸이다. 또한 낫또는 비타민 K2 외의 영양가치로도 영양소의 보고라 할 정도로 뛰어난 식품으로 평가되고 있다.

✦ 미네랄

'미네랄', '무기질', '광물질'은 모두 같은 의미의 말들이며 미네랄은 비타민과 함께 생명의 영양소라 불려지는 필수적인 영양소다. 미네랄은 뼈, 치아, 혈액, 모발, 손톱, 신경조직 등 인체의 구성 재료를 이루고 있다.

더불어 인체의 대사 기능을 주도하는 우리 몸을 지켜 주는 생명의 영양소다. 그러나 체내에서 합성이 안 되므로 반드시 식품으로 섭취해야 한다.

인체의 뼈 속에는 칼슘 외에 나트륨, 칼륨, 마그네슘, 인, 유황, 글루타민의 일곱 가지 미네랄이 대부분을 차지하고 있다. 또 미네랄은 우리 몸의 대사 기능을 주도하는 영양소로서 체액의 산, 알카리의 평형에 관여하며 체액을 약 알카리성으로 유지해 주고 인체의 생화학적 반응에 관여하는 생명 유지에 필수적인 매우 중요한 영양소다.

미네랄은 인체 내의 독성물질과 중금속을 배출시킨다

특히 미네랄은 인체 내의 독성 물질을 해독시키고 중금속을 배출시켜 준다. 그렇기 때문에 환경 문제가 심각해 미세먼지 등으로 인한 인체 내의 중금속 유입이 급증하는 현 시대의 상황에서는 미네랄의 중요성을 아무리 강조해도 지나치지 않다.

최근에는 일부 비타민은 특수한 미네랄이 있어야 비타민으로서의 활성을 발휘할 수 있다는 것이 밝혀짐으로써 미네랄의 중요성이 더욱 부각되고 있다.

미네랄은 몸의 구성 성분으로는 작은 비중이지만, 그 역할은 너무나 중요하다. 그러나 이렇게 중요한 미네랄에 대한 일반인의 인식과 이해 부족은 미네랄 섭취의 중요성을 간과시켜 인체의 건강 유지에 결정적인 장애 요인으로 작용하고 있는 것이 지금의 현실이다. 국민건강 영양조사기관의 전문가들은 현대인의 미네랄 부족과 불균형은 심각한 수준이라고 입을 모으고 있다.

이들 전문가들은 현대인들의 미네랄 불균형 원인으로서 각종 약물 섭취량 증가를 들고 있으며, 과일과 채소의 섭취의 부족과 인스턴트 식품 위주의 식단 그리고 토양 환경의 악화로 근본적으로 식품 원재료의 미네랄 함량의 감소를 들고 있다.

다음은 미네랄 종류별 영양효과 및 미네랄 종류별 함유식품과 부족 시 나타나는 결핍증세다.

미네랄 종류별 영양효과

작용하는 미네랄 기호	영향효과
Si, 칼슘(Ca), 마그네슘(Mg), 칼륨(K), Fe, Mn, Ti, 나트륨(Na), 인(P), Zn, S	신체성장촉진, 신진대사의 활성화, 세포의 신생, 세포 노화방지와 치료
Si, 칼슘(Ca), K, Fe, Zn, 나트륨(Na), 칼륨(K)	위장 강화, 영양 섭취
Si, 칼슘(Ca), Mn, 인(P), Zn	골격과 치아 건강
칼슘(Ca), Fe, Zn, Cu	소염작용, 저항력 부여
칼륨(K)	장기의 건강과 보존, 시력 감퇴 방지
요오드(I)	갑상선 기능 조절
칼륨(K), Mn, Fe, Zn, V, Ti, 인(P), 마그네슘(Mg), Cu, 칼슘(Ca), Co	조혈, 출형 방지, 말초혈관 강화, 동백경화 예방과 치료, 심장 강화, 혈압 조절

Zn, Mn, 마그네슘(Mg), Cu	생식기능의 점진, 호르몬 조절, 불임과 불감증 해소(성적 활력을 소생시킴)
칼륨(K), Fe, Mn, V, Ti, 칼슘(Ca)	신경계세포의 강화, 노화방지, 신경계통과 신경마비 예방과 치료
Si, 칼슘(Ca), 마그네슘(Mg), 칼륨(K), Fe, S	피부점막과 모발, 피부 건강의 외적 조건 조절
칼슘(Ca), Fe, 인(P), 마그네슘(Mg)	탄력 있는 근육 조정, 체형의 조절과 균형 유지
칼슘(Ca), 마그네슘(Mg), 칼륨(K), Fe, Zn, Mn, 나트륨(Na)	간장, 신장, 취장 기능 강화, 체내 해독 배설과 당분 조절, 신체 조절
Zn, Fe, Mn, 마그네슘(Mg), Cu, Cr, Sr, 나트륨(Na), 칼륨(K), Co	인체효소 생성과 조절, 혈색소 기능 조절, 탄수화물 이화작용
비타민 A, C, D(젖산.구연산 등)	무기질 식물의 체내 흡수작용, 신체성장, 신진대사 조절, 피부의 노화방지, 지방대사, 단백질 대사 촉진작용 등의 영양작용, 시각 강화

* 자료 출처: 미국의회 발표 자료 상원문서 264호

미네랄 종류별 함유식품과 부족시 결핍증세

미네랄	해당식품	결핍증세
칼슘(Ca)	우유와 유제품, 콩류, 견과류, 생강, 콩, 상추, 양배추, 참깨, 완두콩, 멸치, 굴, 어패류, 우골분, 우유, 치즈	골다공증, 발육부진, 충치, 신경과민, 불면, 우울증, 근육경련, 간질
인(인)	우유와 유제품, 곡류, 육류, 가금류, 생선, 견과류, 콩, 옥수수, 계란노른자, 곡식의 씨눈	발육불량, 구루병, 남자의 성기능장애, 심장병, 동맥경화

나트륨(Na)	식염, 간장, 된장, 젓갈, 육류, 조미육, 해산물, 현미, 해조류, 막소금, 셀러리, 상추	고혈압, 부종, 위궤양, 위암, 신장병, 심장병, 동맥경화
마그네슘(Mg)	두부와 콩류, 알곡류, 해산물, 코코아, 초콜렛, 녹색채소와 열매류, 밀, 양배추, 사과, 레몬, 복숭아, 현미, 시금치, 참깨, 들깨, 견과류	혈관확장, 과민증, 경련성질환, 단백질대사장애, 부정맥, 심장발작
칼륨(K)	바나나, 살구, 땅콩, 건포도, 해산물, 과일, 육류, 콩, 옥수수, 현미, 녹색야채, 호두, 감자, 참깨, 들깨, 복숭아, 자두, 시금치, 미역, 다시마, 김	부종, 고혈압, 심장장애, 심장마비, 만성변비, 심한피로감, 저혈당증
유황(S)	콩, 생선, 무, 양배추, 녹용, 녹각	손톱균열, 탈모, 습진, 발진, 기미
염소(Cl)	해조류, 막소염, 셀러리, 토마토, 양배추, 무, 오이, 파인애플	소화장애, 구토, 설사, 신장병, 부신피질성질환
철(Fe)	육류의간, 살코기, 녹색채소, 알고, 계란노른자, 굴, 살구, 건포도, 해조류, 해바라기씨, 호두, 깨, 콩	빈혈, 저항력감퇴, 두통, 안면창백, 성욕감퇴, 임신에 도움
요오드(I)	굴, 게, 가재, 정어리, 염장생선, 파인애플, 새우, 마늘, 굴, 생선의간, 미역, 다시마, 김	갑상선비대증, 성욕감퇴, 저혈압, 심장병, 갑상선암, 콜레스테롤축척최다
아연(Zn)	육류, 굴, 계란노른자, 곡물(정제과정에서 많이 손실), 우유, 간, 해조류, 감자, 소맥배아, 호박씨, 해바라기씨, 완두콩, 굴, 양파, 맥주, 효모	당뇨병, 전립선비대증, 불임증, 혼수, 탈모증, 비듬, 동맥경화증, 간질, 골다공증, 미각둔화

구리(Cu)	간, 육류, 곡물, 녹색채소	
셀레늄(Se)	효모, 양파, 마늘곡류, 육류, 가금류, 낙농제품군, 참치, 어패류, 마늘, 버섯, 해조류, 맥주효모, 씨눈달린곡식	노화촉진, 발암, 고혈압, 심장병, 간세포의괴사, 심근약화증, 근육약화
크롬(Cr)	맥주효모, 굴, 간, 닭고기, 쇠고기, 영양효모, 감자, 해조류, 치즈, 전곡류, 과일, 야채, 현미 등 곡식의 씨눈, 버섯, 지하광천수	당뇨병, 고혈압, 동맥경화, 심장병 등의 발병
망간(Mn)	블루베리, 소맥배아, 말린콩, 견과류, 파인애플, 밀, 맥주효모, 살구, 시금치, 녹황색채소, 오렌지	애정결핍, 모유분비저하, 남녀의 생식기능 저하, 성기능 부진
규소(Si)	해조류, 사과, 딸기, 양파, 포도, 해바라기씨, 현미, 보리, 씨눈달린곡식	건망증, 인내력부족, 골다공증, 노화 현상
게르마늄(Ge)	신선초, 컴프리, 맥주효모, 구기자, 인삼, 마늘, 생강	산소결핍에 의한 각종 질병과 성인병 발생

신체의 정화 및 면역력 향상을
저해하는 자제해야 할 식품

도정한 흰쌀은 생명 없는 죽은 쌀

쌀이 절대적으로 부족했던 시절에 정부에서는 잡곡의 소비를 권장하면서 "쌀보다 잡곡이 영양이 풍부해 건강에 좋다."라고 홍보했다. 그러다 쌀이 남아돌자 "흰쌀밥이 밥맛도 좋고 영양도 좋다."라고 흰쌀의 소비를 부추겼다.

이와 같이 흰쌀밥의 문제는 좀처럼 그 실체가 드러나지 않고 오랫동안 진실이 은폐되고 있는 식품 중의 하나라는 것이다. 그만큼 많은 사람들이 흰쌀밥을 당연시하고 있으며, 흰쌀밥이 질병을 만들 것이라고 생각하는 사람은 드물다.

배아를 깎아 내지 않은 현미는 우리의 생명 유지에 필요한 비타민, 미네랄, 탄수화물, 단백질, 섬유질, 필수지방 및 면역물질 등 중요한 영양소가 95퍼센트 함유되어 있다.

우리 몸에 필요한 영양소는 모두 제거하고 보잘 것 없는 전분질과 녹말 가루만 남아 있는 게 도정한 흰쌀이다. 쌀의 생명인 배아를 다 버리고 살아 있는 사람이 죽은 쌀을 먹게 됨으로써 우리의 몸은 병약한 체질이 된다.

흰쌀의 전분질이나 설탕 같은 단순 당질은 매우 빠르게 소화 흡수되기 때문에 반드시 소화 흡수 속도를 인체의 생리 기능에 맞게 조절해 주는 섬유질이 포함된 도정되지 않은 현미를 섭취하지 않으면 혈당을 안정적으로 유지할 수 없다.

또 전분질이나 설탕 같은 단순당은 체내에서 에너지를 만드는 과정에서 인체가 저장하고 있는 비타민과 미네랄을 소모시키기 때문에 이들 영양소의 결핍을 초래해 인체 생체활동의 기능장애와 조직이상 현상을 일으키는 원인이 되고 있다.

때문에 식사를 흰쌀 대신에 현미로 바꾸는 것이 좋다. 그리고 현미를 구입할 때는 친환경 제품(농약을 살포하지 않은 현미)을 선택해야 하며, 섭취 시 오래 씹어(최소한 30회 이상)섭취하는 것이 좋다.

흰 밀가루는
알레르기 물질을 만들어 낸다

흰 밀가루 또한 앞에서 말한 바와 같이 섬유질과 영양이 모두 제거된 도정과 정제의 대표 식품이라 할 수 있다. 현재 우리나라에서 유통되고 있는 밀가루는 대부분 수입에 의존하고 있으며 그것은 농약과 화학비료, 방부제 등을 비롯해 표백제와 밀가루 계량제 등이 뒤섞여 있는 식품이다.

정작 밀 곡식을 주식으로 하는 나라에서 만들어 낸 빵들은 우리처럼 희고 달고 부드럽고 기름지지 않다. 그들의 빵은 통곡을 가루로 내어 만들기 때문에 색이 거무스레하고 거칠며 달지 않고 기름지지도 않은 자연 식품이다.

우리가 먹는 밀가루의 글루텐 성분은 장내 세균에 의해 알레르기 물질을 만들어 내며 소화불량, 복부 포만감, 복통과 두드러기, 두통과 호흡 곤란 같은 신체 장애를 일으키며 밀가루에 함유된 여러 화학물질은 우리 몸의 세포를 손상시킬 수 있는 위험을 가지고 있다. 때문에 우리 밀이나 통밀 가루를 사용한 제품을 사용하면 좋다.

달콤한 독
—설탕(흰설탕, 황설탕, 흑설탕)

　흰설탕이 몸에 해롭다는 것은 이제 대부분 사람들이 잘 알고 있는 사실이다. 흰설탕이 해롭다고 해서 황설탕이나 흑설탕을 사용하는데, 황설탕은 흰설탕을 시럽으로 만들어 이를 열을 가해 갈색으로 만든 것이고, 흑설탕은 황설탕에 카라멜 색소를 첨가해 착색시킨 것에 불과한, 흰설탕보다 더 해로운 식품이다.

　사탕수수나 사탕무에서 추출한 원당에는 섬유질과 비타민, 미네랄이 함유되어 있는 좋은 식품이다. 그런데 이를 탈색하고 정제하는 과정에서 주요 영영소는 다 제거되고 단순당이 두 개 붙어 있는 이당류인 당만 남고 여기에 각종 화학약품이 함유된 해로운 식품이 되어 버렸다.

✥ 설탕의 피해

① 혈액 오염의 주범의 하나이며 체내에 흡수, 배설 과정에서 체내의 많은 비타민과 칼슘을 비롯한 주요 미네랄을 빼앗아 산성 체질로 만들고, 위장을 나쁘게 하며 골다공의 위험을 가중시킨다.

② 간에서 중성지방으로 변해 중성지방과다로 동맥경화, 심근경색, 뇌혈전 등의 위험을 가중시킨다.

③ 뇌세포에 악영향을 미처 우울증의 원인이 되며, 혈당치가 큰 폭으로 변동되어 쉽게 피로하고 집중력이 약해지며 자제력이 없어 화를 잘 내게 된다.

④ 유아용 식품에조차 설탕을 첨가할 만큼 우리가 섭취하는 음식 전체가 설탕, 과당 같은 단순당질이 함유되어 있다. 이러한 단순당질의 섭취는 몸 안에 저장되어 잇는 필수 영양소를 소모시키고 췌장의 기능을 떨어뜨리는 등, 아무리 먹어도 힘을 낼 수 없는 병약한 사람으로 만든다.

설탕과 같은 단순 당질대신 과일로 맛을 내는 것이 가장 좋으며, 차선책으로 재래식으로 만든 호박조청을 사용하는 것이 제한적으로 권장된다.

✤ 무설탕 식품의 함정

설탕은 들어 있지 않다 하더라도 설탕보다 더 해로울 수 있는 액상과당, 아스팜 등 인공 감미료가 들어간 경우가 많다. 액상과당은 옥수수 전분에 과당을 첨가해 만든 물질로 설탕보다 혈당을 더 빨리 높이므로 주의해야 한다. 그리고 과당은 몸속 세포에 영양을 공급하는 포도당과는 달리 바로 간으로 이동한다고 한다. 많이 먹으면 지방간 위험을 높이고 혈중 중성지방 수치도 높이므로 주의를 당부한다.

✤ 꿀은 단순당질

대부분 사람들은 꿀을 보약처럼 여기고 있다. 더욱이 벌에게 설탕을 먹여 조작하는 꿀이 대부분을 차지하고 있는 상황에서도 그 개념은 사라지지 않고 있다. 꿀은 단순한 형태의 당질인 포도당과 과당이 반반씩 섞여 있는 당질 식품으로, 오래전부터 사용되어 왔던 천연 감미료다.

당질은 우리 몸 안에서 에너지원으로 쓰이는 첫 번째 영양물질이다. 따라서 우리는 혈당을 만들어 내는 당분 없이 하루도 살

수 없게 되어 있다.

음식으로 섭취하든, 아니면 몸 안에 저장되어 있는 당을 꺼내 쓰든 또는 몸 안의 단백질과 지방을 분해해 당을 만들어서라도 혈당이 일정하게 유지되어야 정상적으로 생활할 수 있다.

당질은 이렇게 주요한 것으로 칼로리가 부족하고 영양이 절대적으로 결핍되었던 과거시절에는 소모성 질병으로 고생하는 사람에게 있어 꿀은 보약처럼 여겨졌다.

그런데 지금은 단순 당질의 과잉 시대에 살고 있다, 단순당질의 섭취가 넘쳐나고 있다. 실제로 만성질환을 가지고 있는 거의 대부분의 사람들은 당질 과잉 섭취에 따른 대사장애를 가지고 있다. 꿀은 설탕과 크게 다를 바 없는 단순당질, 천연 감미료 그 이상이 아니다. 섭취를 절제해야 될 식품이다.

다만 꿀은 섭취했을 때 몸속 혈당을 천천히 높인다. 그렇다고 꿀을 많이 먹어서는 안 된다. 꿀은 대부분 과당, 포도당 등 단순당으로 이루어져 있기 때문이다. 설탕에 없는 항산화 물질, 미네랄 들이 있지만 그 양은 미미하다.

정제염

우리가 흔히 소금이라 부르는 정제염은 많은 정제와 여과라는 과정을 통해 바닷물의 중요한 영양소를 모두 제거해 염화나트륨만 빼낸 것이다. 이렇게 정제염의 99퍼센트는 염화나트륨이라는 독성이 강한 물질로만 되어 있어 결코 과다 섭취를 해서는 안 될 해로운 식품이다. 그러나 염화나트륨의 '나트륨'은 혈액의 주요 성분으로서 중요한 작용을 하는 필수적인 미네랄이기도 하다.

즉, 정제염은 천일염을 가공해 만든 독성이 있는 가공식품에 불과한 것으로서 소금의 본질을 잃어버린 자연 식품으로서의 순수한 소금(천일염)이 아니다.

때문에 정제염을 많이 섭취하면 나트륨 과다 섭취로 당연히 혈압이 올라간다. 하지만, 칼슘과 칼륨 같은 미네랄은 혈압을 내린다. 바닷물은 그 자체가 미네랄의 보물 창고다. 따라서 바닷물을 말린 천일염 역시 미네랄 덩어리다.

즉, 천일염에는 염화나트륨만 있는 것이 아니라 각종 미네랄이 다양하게 함유되어 있는 것이다. 따라서 많이 섭취해도 칼슘, 칼류, 인, 셀레늄, 망간, 아연 등의 미네랄이 작용해 몸 안에 과다하게 들어온 나트륨을 배설시키기 때문에 문제가 없다.

특히 우리나라 서해안 천일염은 세계 최고의 미네랄 함유율을 자랑한다. 프랑스가 자랑하는 게랑드 천일염보다 미네랄 함량이 세 배나 더 높다.

결국 무조건 소금이 나쁜 것이 아니라 어떤 소금을 섭취하느냐가 중요한 것이다. 요즘 소금이 몸에 해롭다고 해서 저염식을 권장하고, 일부 사람들이 저염식 하는 것을 건강식으로 착각하는데 이는 저염식의 본래 취지를 오해한 잘못된 생각이다. 저염식은 결코 건강식이라 할 수 없다. 예를 들면 염화 나트륨의 '나트륨'은 혈액의 주요 성분으로서 중요한 작용을 하고 있기 때문이다.

더욱이 염분이 나쁘다고 해서 무염식을 주장하며 무염식을 하는 사람도 있다 하는데, 무염식을 계속하게 되면 몸 안의 염증을 유발시키고 면역을 저하시키는 등 신체에 심각한 해를 가져온다는 사실을 명심해야 한다.

정제된 식용유

어떤 지방을 어떻게 섭취하느냐 하는 것은 그 사람의 체질을 판가름하는 중요한 척도가 되며 질별 상태와 환경적응력, 자연치유력, 면역 기능을 판가름하는 중요한 기준이 되고 있다. 식물성 기름이라는 이름으로 정제된 식용유는 제조 과정상 공기 중의 산소에 쉽게 산화되어 있고 이렇게 산화된 불포화지방산은 과산화지질이라고 해서 인체에 강한 독성으로 작용한다.

또 식물성 기름을 가열하거나 고체화시킨 지방은 트랜스형 지방산으로 전환되어 인체에 강력한 독성으로 작용되고 있으므로 볶고 튀기는 대신 삶고 찌는 식으로 조리를 하는 것이 좋다.

때문에 선진 외국에서는 이러한 피해를 방지하기 위해 기름을 가열하거나 열이 닿지 않게 볶지 않고 압착기로 짠 기름을 선호하고 있으며 압력장치에서 발생하는 열을 차단해 만들어 내는 '냉압착유'를 생산 시판하고 있다.

겉보기에 좋아 보이는 깨끗하게 정제된 가공 식용유에 비해 재래식으로 짠 기름은 누렇고 까무잡잡한 침전물이 있으며 이는 자연스러운 현상이다.

재래식으로 짠 참기름, 들기름은 좋으나 먹을 만큼 소량씩 구입하는 것이 좋고 특히 들기름은 빨리 산화되므로 빛과 열이 닿지 않게 보관상 주의해야 한다.

가공식품

　고도의 문명과 산업사회 발전 그리고 폭발적인 인구의 증가는 필연적으로 기업화한 식품의 대량생산을 낳았고 이로 인한 가공기술의 발달은 수많은 종류의 화학약물이 투입된 오염된 식품이라는 질적인 변화를 가져 왔다.

❉ 만든 사람은 결코 먹지 않는
화학첨가물의 천국

　다음은 일본의 가공식품업계의 귀재라 불리던 아베스카사라는 사람이 일본의 가공식품회사에 근무하다 어느 날 자신의 가족이 자기가 만든 가공식품을 맛있게 먹는 것을 보고 크게 충격을 받아 회사를 그만두고 일본 전역을 순회하면서 가공식품의 위해성을 강연하면서 기록되어 있는 내용 중 일부다.

거의 버리다시피하는 식품에 화학첨가물을 넣으면 감쪽같이 싱싱하게 보이는 식품으로 바뀐다.

가공식품의 첨가물은 관련 관청으로부터 사용허가를 받기 위해 독성 검사를 받는데 검사 결과 일정 기준에 충족된 물질만 판매허가를 받는다. 이는 검사한 식품 한 가지만 섭취했을 때의 이야기다.

문제는 각각의 모든 가공식품에 수십 종류씩 첨가물을 투입하는데 이렇게 여러 첨가물을 동시에 먹었을 때는 검토되어 있지 않다는 점이다. 다음은 그가 밝힌 가공식품 중 우리가 일상적으로 접하는 몇 가지 가공식품의 화학첨가물들을 옮겨 적는다.

물론 관련 관청으로부터 사용허가를 받기 위해 독성 검사를 받는데 검사 결과 일정 기준에 충족된 물질만 판매허가를 받는다. 그러나 이는 검사한 식품 한 가지만 섭취했을 때의 이야기다.

문제는 다른 모든 제품에도 수십 종류씩 첨가물을 투입하는데 이렇게 여러 첨가물을 동시에 먹었을 때는 검토되어 있지 않다는 점이다. 일반적으로 건강기능식품은 여러 종류를 장기적으로 또는 평생 복용을 하는데 이런 경우 건강에 해를 끼칠 가능성이 있기 때문이다.

다음은 그가 밝힌 가공식품 중 우리가 일상적으로 접하는 몇 가지 가공식품의 식품첨가물이다.

* 이는 모두 일본 가공식품의 예이며, 회사와 제품에 따라 다소 다를 수
  있음.

① 양조간장: 탈지 가공대두, 아미노산액, 이성회당, 글리신,
   글루타민산나트륨, 리보뉴클레오티드 나트륨, 감초, 스테비아,
   사카린 나트륨, 증점제, 젖산, 호박산, 카라멜 색소, 안식향부칠.
② 명란젓: 명태알, 정제염, 미림맛조미료, 합성착색료, 폴리인산나트륨,
   메티인산 나트륨, 아스코르빈산 나트륨, 니코틴산아미드, 아질산
   나트륨, 에리소르빈산나트륨, 솔비티미세가공분말, 사과산나트륨.
③ 절인식품(피클, 단무지, 매실 등): 식재료, 식염, 밀기울, 글루타민산나트륨,
   이성화당사카린나트륨, 감초, 스테비아, 구아검, 명반, 식용색소
   황색4호, 황색 5호, 적색 5호.
④ 커피프림: 식물성 유지, 카제인나트륨, 변성전분, 구연산,
   글리세린지방산에스테르, 중점제, 구연산나트륨, 카라멜색소,
   향료(밀크향).
   * 우유, 생크림은 한 방울도 사용되지 않음.
⑤ 드레싱: 식물성유지, 간장, 식초, 양파, 설탕, 화학조미료, 산미료,
   유화제, 중점제, 스테비아, PH조정제, 향료.
⑥ 카레: 원재료, 화학조미료, 유화제, 산미료, 산화방지제,

카라멜색소, 파프리카색소, 향료.

⑦ 소스: 공업용 빙초산을 희석해 카라멜 색소로 색을 내고 화학조미료로 맛을 맞춘다.

식품첨가물은 크게 천연물질과 합성물질 두 가지로 나눌 수 있는데, 그것이 천연이든 합성이든 모두 비영양물질로 인체에서는 그것에 대해 불필요한 이물질로 인식한다.

때문에 식품 첨가물은 인체의 생화학반응을 교란시키고 세포에 손상을 입히기도 해서 그것을 해독, 배설하는 과정에서 인체가 보유하고 있는 많은 영양소를 소모시킨다. 인체의 정화 기능에는 분명한 한계가 있으며, 이 한계를 넘어 계속 섭취하면 우리 몸에 문제가 일어날 수 밖에 없는 것이다.

◈ 건강기능 식품을 선택할 때 유의해야 할 사항

질환 치료를 위해 처방약을 복용하면서 비타민제나 칼슘, 철분제, 오메가3 등의 건강기능식품을 복용할 경우는 진료 전문의와 상담 후 선택하는 것이 좋다. 건강을 위해 먹은 건강기능식품이 오히려 건강을 해치는 작용을 할 수 있기 때문이다.

그러므로 건강기능식품을 선택할 때는 다음의 두 가지 사항을 확인 후 선택할 것을 권한다.

첫 번째, 건강기능식품을 복용할 때 진료처방약과 건강기능식품 간의 상호작용은 크게 두 가지로 나눌 수 있다. 처방약이 인체에 들어가서 작용하기 전에 영양제가 영향을 주는 경우와, 약의 작용과 영양제의 작용이 겹쳐 과잉이 되거나 반대로 작용해 상충하는 경우다. 두 가지 경우 모두 신체에 해가 된다. 의료 전문가의 말을 예로 들어 말하면 관절 영양제인 글루코사민의 경우 혈당을 올릴 수 있어 당뇨약을 복용 중인 경우 섭취하지 않는 게 좋다고 한다.

그리고 갑상선 호르몬제는 체내 흡수가 잘 안되는 약인데, 칼슘, 철분제 같은 영양제를 같이 복용할 경우 체내흡수가 안될 수 있다면서, 이럴 경우는 칼슘은 아침 식후에, 갑상선 호르몬제는 식후에 먹는 등 간격을 두고 복용하는 것이 좋다고 한다.

또 오메가 3와 비타민 E의 경우 항응고제 효과가 있어 항응고제 처방약과 함께 복용할 경우 상충작용이 일어나며 약물 독성을 증가시킬 수 있다고 한다. 항응고란 혈액의 응고 능력을 감소시킴으로써 혈관 내에 비정상적으로 일어나는 혈전의 형성을 방지하는 것을 말한다.

그러므로 건강기능식품을 선택해 복용할 때는 진료 전문의와 복용방법을 상담하는 것이 좋다.

두 번째는, '자연 식품으로부터 추출된 원료 및 부원료'로 만들어진 제품을 선택하는 것이 좋고, '무無부형제 공법'으로 만들어진 제품을 선택하는 것이 좋다는 것이다.

부형제 공법이란 건강기능식품의 정제 또는 캡슐을 만드는 공법을 말한다.

제품을 생산할 때 생산원가 절감과 생산성 향상 그리고 보관 및 섭취가 용이하게 하기 위해 아래와 같은 첨가물이 사용된다. 물론 관련 관청으로부터 독성 검사를 받는데 검사 결과 일정 기준에 충족된 물질만 판매허가를 받는다. 그러나 이는 검사한 식품 한 가지만 섭취했을 때의 이야기다.

문제는 다른 모든 제품에도 같은 종류의 첨가물을 투입하는데 이렇게 여러 첨가물을 동시에 먹었을 때는 검토되어 있지 않다는 점이다. 일반적으로 건강기능식품은 여러 종류를 장기적으로 또는 평생 복용을 하는데 이럴 경우 건강에 해를 끼칠 가능성이 있기 때문이다.

✦ 정제 및 캡슐을 만들 때
첨가되는 합성식품첨가물의 종류

① 히드록시프로필메틸셀룰로오스(HPMC)

② 실리콘다이옥사이드(이산화규소/실리카)

③ 스테아린산마그네슘

④ 카드복시메틸셀룰로스

⑤ 합성착향료

⑥ 합성감미료 및 합성착색료

캡슐의 재료에 사용되는 제라틴(우피, 돈피, 어피)을 만들 때 역시 위와 같은 합성첨가물이 첨가되므로 식물성(옥수수, 홍조류에서 추출)에서 추출된 식물성 캡슐로 만들어진 제품을 선택하는 것이 좋다.

올바른 운동요법

건강을 위해 평소 꾸준한 운동의 중요성은 아무리 강조해도 지나치지 않을 만큼 중요하다. 운동은 우리 몸의 순환 기능, 호흡 기능, 내분비 기능들의 역할을 하는 장기가 튼튼해져 신체 기능이 높아져 질병에 대한 저항력이 높아진다.

이는 환경의 변화에 잘 적응하고, 질병을 이겨 내며, 세균이나 바이러스에 대한 면역력을 향상시켜 건강한 일상생활을 할 수 있게 하는 데 필수적인 조건이다. 또한 뇌세포를 자극해 뇌의 인지 기능 조절에 좋은 영향을 해서 치매예방에 큰 도움이 되는 것으로 알려져 있다.

세로토닌 호르몬의 분비가 촉진되면서 세로토닌, 도파민, 엔도르핀 수치가 높아져 스트레스나 우울증을 해소시켜 주고 면역력이 향상되어 각종 전염병 예방에도 효과를 가져온다.

하지만 과유불급 현상은 어김없이 운동에도 나타난다. 너무 과한 운동은 오히려 독이 되어 그 후유증으로 건강을 크게 해친다는 사실을 유념하지 않으면 안 된다.

✤ 잘못된 운동은
오히려 건강을 크게 해친다

잘못된 운동이란, 운동이 건강에 좋다는 막연한 생각으로 어떤 운동을 함에 있어 지켜야 할 어떤 원칙도 없이 운동을 하는 것을 말한다.

예를 들면, 첫째로는 자신의 신체 조건을 고려하지 않고 남들이 좋다고 하니 그냥 남들 따라 하는 운동을 말하는 것이다. 둘째로는 자신의 한계를 고려하지 않고 무리하게 운동하는 경우다. 셋째는, 모든 운동에는 그 운동의 기본 자세와 지켜야 할 주의 사항이나 원칙이 있는 법인데, 이를 고려하지 않고 무턱대고 하는 운동 등을 말한다.

또 등산은 맑은 공기를 마시며 산을 오르면 심폐기능과 근력 단련에 좋다고 해서 많은 사람들이 선호한다. 그러나 관절의 퇴행이 시작되는 중년 이후에는 산행을 조심하지 않으면 안 된다. 그리고 양손에 스틱 없이 등산하면 하산할 때 관절에 무리가 간다. 더군다나 내려올 때 무릎에 통증이 느껴진다면 등산을 하지 않는 게 좋다.

또 돌이 많은 등산로나 하산 길이 가파른 산은 무릎 건강과 목과 어깨 건강에도 좋지 않다. 장시간 아래를 쳐다보면서 내려오면 목 근육에 무리한 힘이 가해진다.

그리고 운동을 하면서 땀을 많이 흘려야 건강에 좋다면서 땀을 많이 흘리는 것을 목적으로 하는 사람이 있는데, 사람의 체질에 따라 땀을 많이 흘리면 기력이 떨어져 오히려 해가 될 수도 있다.

또 매일 만 보씩 걸으면 건강에 좋다고 해서, 자기 상태는 전혀 고려하지 않은 채 처음부터 무리하게 만 보씩 걷다가 발바닥 근막에 염증 질환을 일으키는 등, 건강을 위한다고 무작정 기본적인 원칙도 없이 자신의 상태는 전혀 고려하지 않은 채, 남의 얘기나 어떤 건강 정보만 믿고 맹목적으로 따라 하는 것은 오히려 건강을 해치는 경우가 많다.

욕심으로 마음 내키는 대로 아무런 원칙도 없이 남이 하는 대로 따라 하지 말라. 반드시 자신의 신체 조건과 체력 등, 자기 상태를 고려해서 해야 한다. 그리고 다른 사람에게 좋은 운동이 자신에게는 오히려 해가 될 수도 있음을 생각해야 한다. 또 운동이 건강에 좋다고 해서 갑자기 과도하게 운동을 하면 체내의 활성산소가 필요 이상으로 많아져 건강을 오히려 해치게 된다.

적정한 활성산소는 활력이 되지만, 필요 이상으로 많아진 활성산소는 우리 몸의 세포에 상처를 입히게 됨으로써 만성 질환의 원인이 되고 있다는 사실은 현대의학에서도 이미 오래전에 밝힌 바 있다.

✦ 새벽 운동의 위험

번잡한 주말 등산로를 피해 새벽이나 이른 아침에 산을 오르는 사람은 고혈압, 심혈관 질환이 있는 경우 위험하다. 특히 일교차가 심한 계절에는 건강한 일반 사람들도 삼가야 할 운동이다. 기온이 갑자기 내려가면 사람의 혈관은 쉽게 수축해서 혈압도 함께 떨어져 뇌졸중 위험이 높아지기 때문이다.

고혈압으로 판정되면 순간적인 힘을 쓰는 근력운동은 피해야 한다. 운동 중 가슴 통증, 가슴 답답함, 어지럼증, 심한 호흡곤란이 느껴지면 즉시 운동을 멈추고 병원을 찾아야 한다.

고혈압의 경우는 의사와 상의해 운동 종목을 선택하는 것이 좋다.

당뇨병 환자의 경우 운동이 권장되지만 한정된 범위 내에서 행해져야 한다. 격렬한 운동 후 고혈당 및 케톤산증이 발생할 수 있으며, 저혈당, 심혈관 질환 및 당뇨합병증도 악화될 수 있다. 당뇨 환자는 저녁 늦게 운동하면 야간 저혈당 발생 위험이 높기 때문에 삼가야 한다. 공복 상태에서도 운동을 피해야 한다.

운동 2~3시간 전에 음식을 섭취한 후 서서히 몸을 움직이는 게 좋다. 운동 후에도 음식을 보충하는 것이 권장된다. 저혈당 증상이 발생하면 즉시 탄수화물 음식 또는 사탕, 꿀, 초콜릿 등의 단순당 형태로 섭취하는 것이 좋다.

운동은 신체의 근육을 유연하게 하게 하고 신체의 균형을 이루게 하며, 몸 전체의 기혈순환에 도움이 되는 운동 그리고 손쉽게 할 수 있는 운동을 선택하라. 그랬을 때 꾸준히 계속할 수 있고, 운동 역시 꾸준히 계속하는 습관을 가졌을 때 그 효과를 볼 수 있다.

걷기 운동

등산이 아니라도 공원의 평지에서 하는 걷기 운동은 각자 자신의 신체 상태에 따라 차이가 있겠지만 걷는 속도를 조금 빠르게 해서 걷는다. 일주일에 4, 5회 그리고 한번에 40분~1시간 정도씩 하는 것이 적정하다.

그러나 걷는 운동에도 원칙이 있다. 걷기 운동은 특별한 장비를 갖추지 않아도 쉽게 할 수 있고 건강에 좋다고 하니까, 평소에 바르게 걷지 않던 방식으로 마음 내키는 대로 무작정 걷게 되면 여러 가지 질환을 초래한다. 잘못된 걷기로 발생하는 대표적인 질환으로는 족저근막염(발바닥 근막의 염증), 발목 염좌 그리고 무릎 연골 손상 등이 있다.

질환에 따라 환자 수는 매년 15~38퍼센트 늘어나는 추세라는 것이 건강보험평가원의 얘기다. K대 정형외과에서는 딱딱한 신발을 신고 너무 오래 걸으면 족저근막염이 발생하고, 발 바깥쪽부터 딛는 습관은 발목 염좌를 유발하고, 한 쪽 발에만 힘을 주면서 걸으면 무릎 연골이 손상될 수 있다고 한다.

때문에 걷기 운동도 올바르게 걷는 것이 무엇보다 중요하므로 자신의 걷는 방식을 다시 한번 점검할 필요가 있다.

◈ 바르게 걷기

걷기 운동은 특별한 운동 능력에 상관없이 체력을 키울 수 있고 건강을 유지할 수 있는 운동으로, 걷는 운동의 인구가 빠르게 증가하고 있는 반면에, 제대로 된 자세로 걷기 운동을 하는 사람들은 의외로 많지 않다. 더욱이나 올바른 자세로 걸어야 한다는 사실 자체도 모르는 사람들이 많다.

한국워킹협회에 따르면 "워킹도 수영이나 다른 운동과 마찬가지로 바른 자세와 워킹법을 익혀야 운동 효과를 얻을 수 있다."라고 한다. 근력이 약한 현대인이 잘못된 자세로 걷기를 계속하게 되면 중년 이후에 무릎 또는 허리 통증을 유발하는 등 좋지 않은 결과를 가져올 수 있다고 주의를 당부한다.

대부분 사람들이 일명 '팔자 걸음'으로 걷는데 이럴 경우 보폭이 축소되어 불필요한 에너지를 소모하고 각종 관절 질환의 원인이 되는 등, 신체상 여러 가지 문제를 일으킬 수 있다"고 했다. 그리고 "바르게 걷기 위해서는 '11자 스트레이트 워킹법'을 익혀야 한다."라고 말했다.

바르게 걷는 '11자 스트레이트 워킹법'

① 시선은 정면을 응시하며 팔을 앞뒤로 흔들고 발뒤꿈치를 먼저
  닿게 걸으며 앞으로 나아간다.
② 팔꿈치를 90도 각도로 구부려 ㄴ자 형태를 만들어 주먹을
  자연스럽게 쥔다.
③ 가슴은 쫙 편 상태로 허리는 꼿꼿이 세워야 한다.
④ 양팔은 배 중앙 부위의 높이까지 나가게 한다.
⑤ 발뒤꿈치가 먼저 바닥에 닿도록 하고 앞꿈치로 땅에서 떨어져야
  한다. 발끝은 정면으로 향하게 해서 걷는 두 발이 11자 형태를
  유지하게 하며, 두 무릎이 약간 스치는 듯이 해서 팔자 걸음이
  되지 않게 한다.
⑥ 주 4회 이상 매일 1시간씩 걷기를 하면 허리 근육 강화는 물론
  다리 근육 전체를 사용해 운동 효과를 더욱 높일 수 있다.

그리고 '워킹 전용 운동화'를 신으면 걸을 때 좌우 흔들림을 최소
화 하는데 도움이 되어 11자 스트레이트 보행을 도와준다. 따라서
'워킹 전용 운동화'를 신고 걷기 운동을 하는 것이 도움이 된다.

스트레칭

 스트레칭은 특별한 장비 없이 손쉽게 할 수 있는 운동으로 일 반적인 경우 아침에 일어나서 공복에 15~20분 정도 하는 것이 좋 다. 조그마한 공간만 있으면 족하기 때문에 국내나 해외에 여행 을 가서도 여행지에서 손쉽게 할 수 있는 간편하고 편리한 운동 이다.

① 스트레칭은 긴장된 근육과 관절을 부드럽고 유연하게 풀어 주고 늘려 줌으로써 몸 전체를 운동시켜 기혈순환을 촉진시 킨다.

② 외적인 신체뿐만 아니라 내장기관, 내분비선, 신경조직에까 지 영향을 미쳐 활력 있는 건강을 유지시켜 준다.

③ 육체적 정신적 스트레스를 해소시켜 어떤 피로도 풀어 주게 되어 마음의 평온도 가져오게 한다.

④ 신체의 모든 부분에 영향을 미쳐 몸의 균형을 바로 이루게 하며 활력 있는 신체를 만들어 최상의 컨디션을 유지시켜

준다.

⑤ 스트레칭은 반드시 실행하기 전에 위장을 비워 둔 상태에서 해야 한다는 점을 명심해야 한다. 때문에 아침 식전에 행하는 것이 가장 좋다. 아니면, 식후 2시간 30분~3시간 정도 지난 후에 운동을 해야 하며 운동 전에는 물도 마시지 않아야 한다.

✦ 주의할 점

주의할 것은 고난도로 몸을 과도하게 구부리고 꽈배기처럼 과격하게 하는 동작은 피하는 것이 좋다는 것이다. 어디까지나 기본에 충실하되, 매일 실행하는 습관을 가지는 것이 중요하다. 매일 아침 식전에 하되 20분 정도가 알맞다.

스트레칭 운동은 각각의 동작에 따라 숨을 내쉬고 들이쉬는 호흡과 함께 이루어져야 하며 그러기 위해서는 처음 시작하려는 사람은 요즘 변형된 요가원 같은 곳보다는 전통적인 요가 스트레칭 전문가에게 또는 친구나 지인 중에서 장기간(최소 10년 이상) 스트레칭 운동을 하고 있는 사람에게 배우는 것을 권장한다. 3개월 정도 배우면 집에서 혼자 할 수 있다.

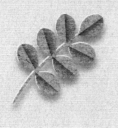
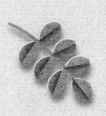

제3장
숙면에 이르게 하는
자연요법

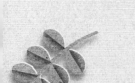

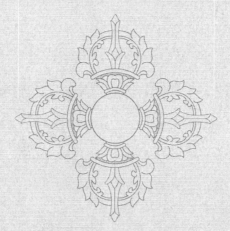

숙면은 하루 종일 시달렸던 몸과 마음을 수면을 통해서 우주로부터 새로운 에너지를 받아 충전하게 되는 아주 중요한 것이다. 육체를 지탱해 주는 에너지는 주로 음식을 잘 섭취하면 되지만, 마음과 신경을 많이 쓰는 정신을 충전해 주는 에너지는 반드시 수면을 통해 우주로부터 에너지를 충전 받아야 한다. 그런데 많은 사람들이 수면장애로 인해 심신心身의 건강에 큰 장애를 일으키고 있다.

✤ 수면장애는 심신의 전반적인 건강에
심각한 문제를 일으킨다

수면장애로 인해 숙면을 취하지 못하면 신체의 전반적인 건강에 문제가 생긴다. 고혈압, 당뇨병을 비롯 심뇌혈관 질환인 뇌졸중, 심근경색 등의 위험이 있고 면역력이 저하되어 세균 및 바이러스성

질환에도 취약하게 된다. 특히 노년기에 수면장애로 인해 숙면을 취하지 못하면 뇌에 '치매 단백질'이 쌓여 치매의 발병에 영향을 준다는 연구 결과다. 연구에 따르면 치매는 뇌 신경세포에 '베타아밀로이드'라는 단백질이 비정상적으로 많아 쌓이면서 뇌 신경세포 기능에 이상이 생겨 발생한다. 낮에 활동하면서 발생한 '베타아밀로이드'는 밤에 깊은 수면을 통해서 배출되기 때문이다.

✦ 적절한 운동은
수면의 질을 향상시킨다

적절한 운동을 한 날은 쉽게 잠이 들고 또 깊은 잠을 자게되는 경우를 누구나 경험하게 되는데, 이는 운동으로 소모된 에너지를 몸이 보충하기 위한 것이고 거기다 운동으로 일상의 스트레스가 해소되면서 혈액순환이 원활해졌기 때문이다.

✦ 적절치 못한 운동은
   오히려 수면을 방해한다

적절치 못한 운동이란, 첫째 강도가 높은 격렬한 운동을 말한다. 그런 운동을 한 후에는 오히려 수면을 취하기 어려워진다. 둘째 늦은 저녁 시간, 특히 저녁 9시 이후에 하는 운동이다. 그 시간에 우리 몸은 휴식을 취하기 위해 체온과 대사 기능을 서서히 낮추기 시작하는데, 이 시점에 운동을 하게 되면 교감신경이 활성화되어 잠에 잘 들지 못할 뿐 아니라 수면의 질도 떨어지게 된다.

따라서 수면에 도움되기 위해서는 운동의 강도를 줄이고, 운동 시작 시간을 잠들기 전 5~8시간 정도로 앞당기는 것이 좋다. 일반적으로 가벼운 수준에서의 운동은 일주일에 5회, 하루 40~50분 정도 했을 때 수면 효과가 큰 것으로 알려져 있다.

✦ 숙면에 이르게 하는
   호흡 명상

마음의 상태가 숨쉬는 방식과 밀접하게 연관되어 있으므로 호흡을 조절함으로써 마음을 조절할 수 있다. 그리고 마음을 조절해 조용한 상태에 이르게 되면 자연스럽게 숙면을 취하게 된다.

사람들의 마음을 크게 묶어서 말하면, 대체적으로 마음이 어둠 속으로 깊이 빠져 버려서 정신이 어둡고 무거운 상태, 이를 '혼침昏沈'이라 한다.

그리고 이 생각 저 생각으로 마음이 혼란스럽고 어지럽게 흩어지는 상태, 이를 '산란散亂'이라 한다.

즉 혼침과 산란이라는 두 가지 현상이 있다. 이러한 현상은 숙면을 이르게 하는 데 있어서 커다란 장애가 되므로 마음을 조용히 조절하는 호흡명상으로 자연스럽게 숙면에 이르게 한다.

다음은 혼침과 산란의 마음을 자연스럽게 제거해 숙면에 이르게 하는 호흡명상이다.

'서훔So hum'이란, 모든 생명이 본래 호흡하는 소리다. 그러니까 우주 자연의 호흡 소리, 생명의 소리를 '서훔'이라고 한다.

매 순간 코로 들이쉬는 숨마다 '서So'라는 소리가 만들어지고, 매 순간 코로 내쉬는 숨마다 '훔Hum'이라는 소리가 만들어진다. 그 소리를 조합하면 '서훔'이라는 소리가 만들어지는 것이다. 매 호흡마다 어떠한 의식적인 노력 없이, 또한 성대의 소리 없이 지속적으로 반복되는 '서훔'은 각성되어 나오는 순수 자연의 소리이며 생명의 소리다.

잠자리에 편안히 누운 채 코로 들이쉬는 매 숨마다 만들어지는 "서" 소리에 귀를 기울이고, 코로 내쉬는 매 숨마다 만들어지는 "훔" 소리에 귀를 기울이라. 이와 같이 들이쉬고 내쉬는 매 호흡의 소리에 귀 기울일 때, '서훔'은 마음을 고요하게 해 깊은 숙면에 이를 수 있게 한다. 다만 반드시 입을 자연스럽게 다문 채 코로 숨을 들이쉬고, 마찬가지로 입을 자연스럽게 다문 채 코로 숨을 내쉬어야 한다.

✦ 숙면에 도움이 되는 야채

① **셀러리**: 비타민과 칼슘이 풍부해 정신을 안정시켜 주고 셀러리의 독특한 향이 나오는 정유 성분도 정신을 안정시켜 주어 수면의 질을 높여 준다.

② **감태**: 갈조식물 다시마목 미역과의 해조인 감태에는 건강에 도움되는 많은 성분이 함유되어 있으며 특히 숙면에 도움을 주는 플로로탄닌 성분이 풍부하게 함유되어 있는데 플로로탄닌은 뇌에서 수면과 관련된 부분을 자극해 심신의 긴장을 완화시켜 뇌가 숙면을 취할 수 있도록 도와준다. 따라서 평소 숙면을 취하지 못하거나 불면증에 시달려 잠을 잘 이루

지 못한다면 저녁 식사 때 감태국이나, 감태무침 등으로 꾸준히 섭취하면 많음 도움이 될 수 있다.

③ 마늘: 마늘 속에는 알리신이라는 성분이 있는데 이 알리신은 몸의 신경세포를 안정시켜 숙면에 도움을 준다.

④ 상추: 상추에는 락투신이라는 성분은 신경세포를 안정시켜 숙면에 도움을 준다.

⑤ 우유: 우유에는 L 트립토판 아미노산이 있어 근육을 이완시켜 주고 신경을 안정시켜 숙면에 도움이 된다. 잠자기 30~40분 전에 따뜻하게 데워 한 잔 마신다. 단, 우유가 맞지 않는 사람은 섭취를 삼가야 한다.

⑥ 아침 식사 때 낫또 섭취: 낫또에 함유된 아미노산 중 하나인 트립토판을 먹으면, 섭취된 트립토판은 낮에 햇빛을 받아 세로토닌으로 바뀌고, 밤에는 수면을 유도하는 멜라토닌으로 전환되어 수면에 도움을 준다.

✤ 숙면에 도움이 되는 과일

① 바나나: 바나나는 칼륨과 마그네슘이 많은 과일이다. 칼륨과 마그네슘은 근육을 이완시켜 주는 물질이며 특히 마그네

슘은 천연 신경 안정제로 숙면에 효과적이다. 또 바나나에는 L. 트립토판이라는 아미노산이 있어 잠을 청하는 데 아주 도움이 되는 과일이다.

② **체리**: 멜라토닌은 잠을 자도록 도와주는 호르몬으로서 체리에 함유되어 있다. 잠자기 한 시간 전에 섭취하면 불면증 해소에 아주 효과적이다.

③ **키위**: 마그네슘과 칼륨이 풍부해 잠들기 전 두 개 정도를 섭취하면 수면에 많이 도움이 된다.

◈ 카페인 성분의 식품은 오후 3시 이후 섭취를 자제한다

커피, 콜라, 초코릿 등에는 각성효과를 내는 카페인이 있다. 그 효과가 완전히 사라지는 데에는 여덟 시간 정도 걸린다고 한다. 때문에 수면을 위해 오후 3시부터는 섭취를 자제하는 것이 좋다.

✦ 숙면에 도움되는 환경 조성

취침 전의 과한 운동이나 일은 긴장을 유발할 수 있으므로 삼가는 것이 이롭고, 침실을 어둡게 하고 몸을 따뜻하게 유지해야 한다. 특히 TV나 머리맡의 스마트 폰에서 나오는 빛은 수면을 방해하므로 통제되어야 한다. 취침 약 1시간 전의 샤워, 침실 머리맡에 라벤더 오일 향을 뿌리는 것 등은 수면에 도움을 준다.

✦ 숙면에 도움되는 올바른 수면 자세

대부분 사람들은 잠은 그냥 편한 자세로 자면 되는 것이라고 생각하지만, 잘못된 수면 자세가 건강을 해칠 수 있다고 S 병원 신경과 J 교수는 말한다. "수면 시간 내내 한 자세를 유지하는 것은 현실적으로 어렵지만, 잠이 들 때라도 자세에 신경을 쓰는 것이 좋다."라고 말한다.

✦ 최악의 수면 자세

엎드려 자는 자세는 수면 전문가들 사이에서 최악의 수면 자세로 꼽히는 것으로, K 병원의 Y 교수는 "엎드려 자는 자세는 전신에 악영향을 미친다. 엎드리면 천장을 보고 누울 때보다 머리와 목에 압박이 가해져 안압이 더 높아지기 때문에 엎드린 자세는 녹내장 위험을 높인다."라고 말한다. 또 엎드린 자세는 척추나 목관절에 악영향을 미치며, 엎드려 자는 자세는 엉덩이와 등뼈가 천장을 향해 꺾이면서 목 인대나 척추가 틀어져 통증이 생길 수 있다고 한다.

✦ 올바른 수면 자세

수면 전문가들은 모든 사람에게 동일하게 적용되는 올바른 수면 자세는 없다고 한다. 그러나 특정한 질환이 없는 상태라면, 천장을 보고 좌우 대칭된 바른 자세가 올바른 수면 자세라고 한다. 다만 질환에 따라 잠자는 자세를 다르게 해야 한다고 당부한다.

✤ 허리 디스크 및 척추 협착증의
수면 자세

천장을 보고 눕는 반듯한 자세보다 옆으로 눕는 자세가 좋다. S 대 정형외과 K 교수는 "허리를 약간 구부리는 옆으로 눕는 자세는 팽팽하게 당겨져 있는 척추 신경이 느슨하게 이완되는 효과가 있다."라고 말한다.

특히 척추관 협착증의 경우 무릎 사이에 베개나 쿠션을 끼워서 옆으로 누우면 척추관의 공간을 더 넓혀 좋다.

✤ 위 식도 역류 질환의
수면 자세

왼쪽으로 누워 자는 자세가 좋다. S 병원 L 교수는 "위는 식도보다 왼쪽에 위치해 있다."라며 왼쪽으로 누우면 위의 움푹한 부분이 아래쪽으로 가면서 위산이 아래로 쏠려 위산이 식도까지 올라가는 역류 현상을 줄일 수 있다."라고 말했다.

✦ 심신의 안정과 정화를 돕는
단전호흡

대부분의 사람들은 올바로 숨쉬는 방법을 잊고 지낸다. 대다수가 입으로 얕게 쉬거나, 횡격막을 거의 사용하지 않거나, 복부를 움츠리면서 숨을 쉰다.

그러므로 충분한 산소를 흡수하지 못하게 되어 활력이 떨어지고 질병에 대한 저항력이 떨어진다. 올바른 호흡은 입을 다물고 코로 숨을 쉬는 것이다. 전체 폐를 사용해 들이쉬고 내쉬는데, 숨을 내쉴 때는 복부(단전)가 축소되고 횡격막이 내려가 복부에 있는 내장을 마사지하며, 숨을 들이쉴 때는 복부(단전)가 팽창되고 횡격막이 올라가 내장을 마사지 한다. 이렇게 하는 단전호흡이 올바른 숨쉬기다.

이러한 호흡 과정은 자연스럽게 이루어져야 함을 잊지 않도록 하라.

그리고 숨은 들이쉼, 멈춤, 내쉼의 세 박자로 이루어 진다. 흔히 사람들은 들이쉬는 숨이 가장 중요하다고 생각하나 사실 호흡의 열쇠는 내쉬는 데 있다. 왜냐하면 탁한 공기를 더 많이 내뱉을수록 신선한 공기를 더 많이 받아들일 수 있기 때문이다.

따라서 숨을 멈추고 내쉬는 것을 강조한다. 내쉬는 시간은 들이쉬는 시간의 두 배로 하고, 멈추는 시간은 들이쉬는 시간의 네 배로 한다. 예를 들면, 내쉬는 시간이 2초이면, 들이쉬는 시간은 1초 그리고 멈추는 시간은 4초 그리고 다시 내쉬는 시간은 2초 동안 천천히 내쉰다.

코로 통해 숨을 쉬게 되면 공기가 체온에 알맞게 따뜻해지고 공기 중의 불순한 것들이 걸러진다. 그러나 더 중요한 점은 기氣(쁘라나)에 있다. 기의 흡입을 극대화하기 위해서는 코로 숨을 쉬어야 한다. 코의 뒷면에 기가 중앙 신경계로 들어가는 통로가 있기 때문이다.

기와 마음은 상호 의존적이다. 화를 내거나 두려움을 느낄 때는 숨이 얕고, 빠르며, 거칠어진다. 반대로 마음이 편안할 때나 깊은 생각에 잠길 때면 숨결이 고르고 늦어진다. 집중한 상태에서는 숨이 매우 느리고 고르며 상당 시간 숨을 쉬지 않을 수도 있다.

마음의 상태가 숨쉬는 방식과 밀접하게 연관되어 있으므로 숨을 조절함으로써 마음을 조절할 수도 있다. 숨을 고르고 느리게 쉬면 산소와 기를 더 많이 흡수할 수 있으며 정신 집중과 마음을 조용히 유지하는 데 도움을 준다.

❖ 호흡이 원활하지 못할 때 실행하는 호흡법

　날이 갈수록 미세먼지와 공기오염 등으로 호흡이 원활하지 못한 경우가 많아지고 있다. 또 나이가 들면서 점점 줄어드는 폐활량으로 호흡이 원활하지 못한 경우도 있다. 그 결과 숨을 깊게 오래 쉬기가 어려울 경우, 폐의 산소교환 효율이 떨어져 혈중 산소 농도가 낮아지면 혈압이 올라가고 심장에 부담을 주며 면역력도 떨어져 각종 전염병에 걸릴 수 있는 위험이 높아지게 된다. 이럴 경우 평소 아래의 호흡 훈련 연습을 매일 틈틈이 해 줌으로써 개선될 수 있다.

① 코로 천천히 숨을 3초간 깊게 들이 쉬고(단전까지)
② 1초 동안 멈춘 다음
③ 입을 동그랗게 오므려 "후~" 하면서 6초간 천천히 숨을 내뱉는다.

　＊ 이때 한 번에 숨을 내뱉지 않고 "후후후" 하면서 3번 나누어서 뱉는 연습도 좋은 방법이 된다.

　이와 같이 입을 오므리고 숨을 내쉬면 허파꽈리에 남아 있는 배출되어야 할 탁한 공기가 밖으로 잘 배출되며 호흡근육과 횡격막 기능이 단련되어 점차적으로 호흡이 개선된다.

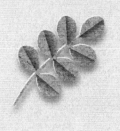
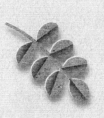

제4장
음파진동으로
심신을
힐링하는 요법

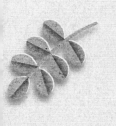

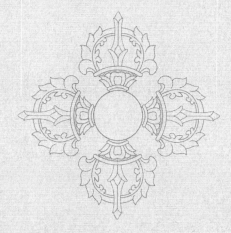

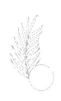

음파의 진동이 우리 심신의 건강에 크게 영향을 끼친다는 사실에 대한 과학적 근거를 들면, 양자물리학에서는 궁극의 존재에 관한 연구가 추진됨에 따라 우리가 일상적으로 경험할 수 없는 초마이크로의 세계를 양자물리학에서는 진동이라는 개념으로 파악했다. 즉 모든 존재는 궁극적으로 파동으로 이루어져 있으며, 그 각 개체가 고유의 진동을 가지고 파동을 방출하고, 전하고, 서로 끌어당기고 배척하고 있다는 것이다.

그리고 인간의 경우 우리 몸의 장기들의 활동을 원활하게도 하고 방해하기도 하는 것은 그 사람의 생리적 기구뿐만 아니라, 파동의 영향이 매우 크게 작용하기 때문이라는 것도 알게 되었다.

이 파동을 포착하는 중추는 송과체에 있다고 한다. 생체에 나쁜 영향을 주는 파동을 받으면 그것을 송과체가 포착해 그 정보를 간뇌間腦에 전달한다. 그러면 자율신경과 뇌파에 이상이 생기고 신체의 이상 현상이 생기게 된다.

◈ 음파진동은
심신의 건강에 크게 영향을 미친다

이러한 상태가 계속되면 차츰 자율신경과 항상성 유지기능이 마비되어 자연치유력이 저하되면서 바이러스나 세균 등이 침입하거나 증식되어 질병이 된다고 했으며, 반대로 생체에 좋은 영향을 주는 파동을 받으면 마찬가지로 이를 송과체가 포착해 그 정보를 간뇌에 전달한다. 그러면 자율신경은 정상적으로 작동하고 뇌파는 안정되며, 신체가 유연해지면서 마비되었던 인체의 자율신경과 항상성 유지기능이 회복된다.

이렇게 해서 신체의 자연치유력이 되살아나게 되고 병은 치유되기 시작한다고 했다. 이와 같이 우리 인체의 송과체는 인간의 삶에 매우 중요한 역할을 하는 기관이다.

송과체를 활성화하는 음파진동

　우리의 두뇌 속에는 송과체松果體라 부르는 조직이 있는데 현대 과학은 이 송과체가 내분비기관 중 하나로서 수면과 면역력과 깊은 관계를 가지고 있으며 뇌의 노화를 억제하는 멜라토닌 호르몬을 생성하며, 인체의 생체시계 기능을 한다고 했다. 그리고 세로토닌이라는 물질을 유도해 내는데 이 물질은 기분, 식욕, 기억과 학습을 포함한 인지認知 기능을 하며, 부족할 경우 우울증, 불안 등을 유발한다고 한다. 그리고 인체에서 송과체가 제거되면 그 즉시 생명 활동은 중지되어 죽게 된다고 했다.

✤ 송과체는
파워와 창조의 근원인 제3의 눈

티벳에서는 송과체를 쉬바네트라shivanetra라 부르며, 쉬바의 눈이라 해서 신성시한다. 그리고 인도에서는 아즈나 차크라라고 부르는 곳으로서 우주와 우리 개인이 소통하는 곳이며, 제3의 눈 또는 신성목神性目이라 해서 자신이 상상하는 것을 현실로 이루어 내는 곳으로 '창조의 샘'이라 불린다.

때문에 제3의 눈, 송과체는 모든 창조와 파워의 근원이 되는 신성한 신체의 기관으로 인식되고 있다. 그래서 오래 전부터 동양에서는 송과체가 가진 힘의 비밀을 알고 인도의 불상佛像과 도가의 신상神像을 조각할 때는 반드시 이 제3의 눈, 송과체를 이미지화했다.

고대 희랍의 철학가들은 이 눈을 '영혼의 보좌寶座'라고 했다. 이처럼 각종 신앙과 종교에서는 송과체를 신의 만능적 시각視覺으로 표시했다. 송과체는 그 모양이 마치 솔방울 같다고 해서 송과체의 심볼은 '솔방울'로서, 바티칸 역시 이 송과체가 지닌 힘을 상징화해 자신들의 건물에 이 세상에서 가장 큰 솔방울 모양의 조각상을 건립했으며, 교황이 가지고 있는 지팡이에도 송과체를 상징하는 솔방울이 조각되어 있다.

하지만 사람은 수많은 생을 살아오면서 송과체를 잊고 살아왔으며 지나친 음주와 흡연, 좋지 않은 음식물 섭취, 스트레스 등과 같은 현대인의 삶이 송과체를 둘러싼 그 주변에 지방이 계속 쌓이면서 송과체를 눌러 그 크기가 점점 작아지고 딱딱하게 퇴화되면서 기능이 줄어들어 자신의 관념에만 의존하는 자의적인 삶으로 변화되었다.

이와 같이 송과체의 활동이 축소되어 건강하게 활동하지 못하면 지능 저하, 기억력 감퇴, 알츠하이머 치매, 동맥경화, 불임 등의 질병을 일으켜 현실 생활에 장애와 어려움을 겪게 된다.

더 나아가 지방질의 물질이 이 송과체 주위에 가득 차게 되면, 송과체 진동은 더 이상 계속될 수 없게 되고 기능은 거의 사라져 사람은 늙고 무력해진다. 그럼에 따라 송과체의 움직임이 멈추면 그때가 바로 죽음인 것이다. 이와 같이 우리의 인생은 송과체의 작용이 멈추면 그와 동시에 끝나는 것이다. 이것은 송과체가 곧 인간의 생명 그 자체이기 때문이다.

✤ 송과체를 활성화하는
음파진동

인도 최고의 경전인 우파니샤드에 의하면 **옴**Aum은 아트만(진아眞
我)이며, 브라흐만(우주 근원의 실체)이고 우주의 만유의 정수라 했다.

우리 지구도 은은한 **옴**의 진동음과 에너지 속에 잠겨 운행되고
있으며, 이 **옴**을 통해 지구와 지구상 모든 생명들에게 생명에 에
너지를 공급하고 있다고 했다.

한편 인도의 베다 철학과 만트라 문화 그리고 밀교에서는 **훔**
Hum이 **옴**의 진동음을 머금어 통합하는 기능을 가지고 있는 것으
로 **훔**을 모든 만트라 중의 으뜸으로 꼽고 있다.

또한 **훔**은 치유의 소리이며, 전일적인 소리Holistic sound이기 때문
에 **훔** 소리를 들으면 인체의 모든 세포가 동시에 진동하며 생기
를 얻게 된다고 했다.

결론적으로 말하면 **옴** 진동음은 태초의 시작이며, **훔** 진동음
은 **옴** 진동음을 머금어 통합해 활성화시켜 완성하는 진언으로
시작과 완성을 의미하는 **옴**, **훔** 진동음은 심신을 정화시키며 우
주 에너지를 공급해 심신에 활력을 준다.

✦ 옴, 훔 진동이
인간의 삶에 중요한 근거

앞서 말했듯이 우주 만물은 진동으로 이루어져 있다. 모든 물질의 구성 원자인 원자, 전자 등과 같은 소립자들은 모두 그 자체의 고유한 진동이 외부로 나타나 표현된 것이다.

우리 몸의 세포도 진동이 외부적으로 표현된 전자와 원자와 분자들로 구성되어 있으므로 결국 우리 몸은 진동 그 자체인 것이다. 그리고 우리의 의식활동의 질에 따라 이 진동의 차원 혹은 수준은 서로 다르게 된다.

성현聖賢들의 진동차원과 일반 사람의 진동수준이 다른 것은 의식의 차이에 따른 것이다. 때문에 일반 사람의 부정적인 의식의 결과로 나타나는 저진동을 고진동으로 바꾸는 과정이 필요한데, 이 방법 중의 하나가 바로 **옴과 훔**의 진언을 발성하는 것이다.

순수하고 경건한 마음으로 이 진언의 수련을 계속 발성하면, 진언 그 자체의 고유한 진동영역인 우주의 파장과 공명진동이 일어나고 우리의 몸은 고진동을 띠는 몸으로 변화한다. 그리고 집안과 주위의 나쁜 파장을 소멸시키고 신체 조절 능력도 향상되어 면역력도 증대된다.

왜냐하면 우리의 몸은 바로 진동 그 자체로서, 고차원의 진동은 고차원의 몸을 형성하게 되고 저차원의 진동은 저차원의 몸을 형성하기 때문이다.

우리의 진동이 고차원의 진동영역 간 서로 공유됨으로써, 우리의 의식은 고차원의 의식을 수용할 수 있게 되고, 고차원의 진동을 통해 살아 있는 본질적인 빛을 우리에게 끌어올 수가 있다. 그리하여 우리 몸은 연금술적인 변형이 일어나서 빛의 몸으로 바뀌게 된다.

이 연금술적인 변형의 원리를 말하면, 우리의 몸은 염색체의 RNA—DNA 속에 있는 유전자로 구성되어 있다. 이 유전자 속에는 사람의 의식의 흐름과 상념의 흐름이 진동으로 담겨져 있다. 다시 말하면 우리 몸의 RNA—DNA 속에 있는 유전자 코드는 영혼의 특성을 명확하게 반영한다. 이 유전자의 특성에 따라 그 사람의 모든 것이 결정된다.

조화롭고 질서 정연한 진동은 그 사람의 외부 환경을 조화롭게 만들고, 부조화스러운 진동을 담고 있으면 외부 환경과 제반 여건이 혼란스럽게 된다. 소리의 활용은 초 인류의 모든 핵심적 비밀을 담고 있어서 종국에는 생물학적인 한계에 묶인 의식을 새로운 염색체의 형태에 일치시킨다. 즉 유전자의 염색체를 변형시킨다.

이를 구체적으로 말하면,

옴과 훔 진언을 통해 조화롭고 신성한 진동이 두뇌의 전기적인 섬광의 흐름을 통해서 몸 전체에 있는 모든 유전자에 투명한 빛의 레이저 광선을 발하게 된다. 이 투명한 빛의 광선에 의해서 유전자 속에 담겨 있는 부정적이고 세속적인 욕망의 진동은 조화롭고 사랑과 자비의 진동으로 바뀌게 된다.

따라서 우리가 **옴과 훔**을 발성할 때마다 비록 우리가 잘 느끼지는 못하지만, 보이지 않고 느껴지지 않는 RNA—DNA의 유전자 세계에서는 빛의 광선들이 폭포수처럼 우리의 부정적인 진동을 조화와 질서의 진동으로 변형시키는 것이다.

이 유전자의 변형에 의해서 우리의 몸도 서서히 변화가 일어나게 되며 정묘한 에텔의 상태로 바뀌게 되는 것이다. 우리의 몸이 부조화스럽고 파괴적인 상념과 의식이 작용하는 영역이 되느냐, 조화와 질서의 창조적인 상념과 의식이 작용하는 영역이 되느냐는 얼마나 이 진언을 꾸준히 발성하는가에 달려 있다.

따라서 이 진언을 순수하고 경건한 마음으로 외우는 것은 우리에게 중요하다고 하겠다. 진언을 일념으로 꾸준히 반복함으로써 우리의 유전자 코드를 상위 영혼인 진아眞我의 파장과 공명진동을 증폭시켜서 새로운 고차원의 존재로 서서히 변화가 일어나게 되는 것이다.

또한 불가와 도가에서의 수행에서 중요한 것 중의 하나는 제3의 눈(인당, 미간)을 회광반조回光返照 해 빛을 내면으로 돌이켜 비추는 것인데, 회광반조를 통해 제3의 눈과 연결된 송과체까지 빛이 전달되는 과정에서 송과체가 굳어져 석회화 되어 있으면 빛이 송과체에 도달하더라도 석회화가 빛을 막는 방패막이가 된다.

그리고 송과체의 석회화를 제거해 이를 깨우는 방법으로는 **옴, 훔** 음파진동 요법이 가장 효과가 뛰어난 방법으로 손꼽히고 있다.

매 순간 자신이 행하는
생각과 말과 행동이 일으키는 파동

본서 서두에서 밝힌 바와 같이 우주 만물의 창조주인 절대존 재는 우리 인간을 이 세상에 내보낼 때 자신의 생명을 우리 인간에게 부여했다. 그런 까닭에 우리 한 사람 한 사람의 개인 생명은 곧 우주의 생명의 일부로서 우리 개인과 우주의 절대존재는 서로 떼려야 뗄 수 없는 한 덩어리의 관계로 이어져 있다.

이러한 까닭으로 순간순간 우리가 행하고 있는 하나하나의 생각과 말과 행동은 고스란히 그대로 대기에 파동을 만들어 우주 전체에, 우주의 모든 존재에 그 영향을 미치고 있으며 동시에 우주는 이에 반응하고 있다는 사실이다.

때문에 우리 개개인의 생명을 위해서나 우주 자연에 존재하고 있는 모든 생명을 위해서나, 우리가 바른 생각을 하고, 옳게 말하며, 올바른 행동을 해야 하는 일이 요구되고 있는 것이다.

그리고 우리 인간이 바른 생각을 하고, 옳게 말하며, 올바른 행동을 하기 위해서는 4차원의 존재, 즉 중도를 터득해 진정한 '내면의 평화'를 얻어야 한다. 왜냐하면 '진정한 올바름'은 인간의 관념적 사고방식인 편협되고, 단편적이며 평면적인 가치 판단을 초월해 있기 때문이다.

몸과 마음을 정화하고 힐링하는
수정의 파동

약 2억 년 전, 우주에너지가 집중된 상태에서 지구 내부의 사암층에 매우 높은 온도와 압력이 가해졌을 때 물과 모래가 결합해 차츰 자라나 맑고 투명한 결정으로 형성된 광석이 바로 수정이다.

수정은 땅속 깊은 암반층이나 바위틈에서 아름다운 육각기둥 모양으로 성장하는데 내부도 육각기둥과 같은 원자구조로 되어 있다. 수정의 색은 다양하다. 백수정, 자수정, 장미수정, 황수정 등이 있다. 성장하는 과정에서 다른 성분이 섞이면서 그 빛깔과 모양이 다양해진다.

실제로 수정은 시간이 지날수록 자라는 광석이기 때문에 강한 생명력을 지닌 우주의 에너지를 흡수해 전달하는 광물로 인식해 신성하고 불가사의한 힘이 있다고 여겼다. 실제로 세계적인 영적 장소나 신성하다고 여겨지는 장소의 지하에는 수정 광맥이 있음을 알 수 있다.

✚ 수정의 작용기전과 파동

수정의 원소기호는 SiO2로, 규소다. 규소가 물과 함께 용암의 불에 의해 화석이 된 것이 수정이다. 수정은 물과 같이 6각 구조로 되어 있으며 우리 몸의 70퍼센트가 물로 이루어져 있다. 우리 몸의 세포도 6각으로 이루어져 있으며 아기를 잉태한 산모의 양수도 육각수다. 그래서 아기가 약 10개월 동안 양수에서 성장해 세상에 태어날 수 있는 것이다.

① 수정은 1초에 32.786Hz의 파동을 가지고 있다. 인체와 가장 비슷한 주파수를 가지고 있는 것이다. 그래서 수정과 인체는 같은 주파수로서 서로 영향을 주고 받는 공명현상共鳴現像을 일으킨다. 또 수정은 압력을 가하면 전기가 통하는 압전壓電효과를 가지고 있다. 그래서 시계나 송수신기의 발진기로 사용된다.

② 우주의 생명체인 파동을 인체에 활용하기 위해서는 매개체가 필요한데 그것은 바로 수정이다. 지구상에서 우주의 구조와 인체의 구조가 가장 가까운 매개체는 바로 천연 수정이다.

③ 수정의 파동을 인체에 공명시키면 육체와 정신을 함께 치료할 수 있다. 인체에는 응어리진 파동이 있는데 수정의 파동이 이를 풀어 준다. 또 막힌 차크라를 자극해 기혈순환을 돕는다.

④ 수정의 파동은 뇌를 활성시켜 무의식으로 들어가게 한다. 그 결과 트라우마를 보거나 해소하는 등 정신적인 치료가 가능하다. 이런 원리를 이용한 것이 수정명상이다.

⑤ 수정은 뇌파를 안정시키고 1초간 수백만(32.786㎑)의 생체 파동은 우리 인체의 대사작용에 기여할 뿐 아니라 생명의 빛 원적외선(8~20um)을 91퍼센트 이상 다량 방사하고 있다. 이렇듯 수정의 파동은 우리의 생명과 건강에 중요한 요소가 된다.

⑥ 수정은 나선형 구조로 되어 있다. 우리 DNA가 나선형 구조다. 이 구조가 증폭하는 성질을 가진다. 수정파동이 증폭되면 아주 강력한 파동이 나온다. 수맥을 잡을 수 있는 유일한 방법이 수정을 이용하는 것인데, 그것은 수정의 파동이 강력해서 수맥파동을 밀어낼 수 있기 때문이다.

⑦ 수정의 파동이 심리적인 트라우마에 의해 뭉친 육체의 혈전
(응어리)을 풀어 준다.

⑧ 수정의 파동은 막힌 차크라를 열어 주어 기순환을 바로잡
는다. 기순환은 수승화강의 원리로서 물의 기능은 올라가고
불의 기운은 내려가서 하단전부터 상단전까지 원을 그리며
도는 것이다.

✦ 수정의 일반적인 효능

① 정신적 육체적 건강에 도움을 준다. 인체 내부의 생체전류
가 불규칙하면 신체리듬이 흐트러져 병이 생기는데 수정의
규칙적인 주파수—1초에 수백만 회(32.786㎑)—가 이를 바로
잡아 준다.

② 같은 이치로 유해 전자파를 교란시켜 전자파 차단효과가 있다.

③ 같은 이치로 수맥파 방지.

④ 수정을 지니고 있으면 명상할 때처럼 알파파가 증가해 뇌의
힘이나 집중력이 높아진다.

⑤ 수정의 규칙적인 주파수를 이용해 컴퓨터, 시계, 통신기기,
의료기기의 주요 부품으로 사용되며 문명발달의 첨단제품

에 활용되고 있다.

⑥ 마음의 안정, 집중력 향상(학업, 연구 등), 정신적 육체적 건강의 극대화, 에너지 증폭, 좋은 기의 증폭 확산, 나쁜 기의 방지, 명상수련 및 기수련 향상, 재앙과 각종 사고 방지, 알파파 증가, 인간관계 원만, 미래를 예지하는 효과가 있으며 각각의 색깔마다 그 의미와 효과가 달라진다.

✤ 백수정clear crystal quartz

백수정은 물처럼 무색 투명한 수정이다.

규소와 산소의 결합으로만 이루어진 백수정은 일반적인 수정을 대표하며 일반인에게 널리 알려진 수정으로 규소와 산소 이외의 것이 전혀 섞여 있지 않지만, 결정의 순도에 따라 우유와 같은 유백색을 띠거나, 은백색과 같은 모양이 들어 있는 것처럼 보이거나, 내부에 금이 가 있어서 무지갯빛을 띠는 일면 '무지개 수정'도 있다.

고대로부터 신비한 보석으로 취급되어 신성시되어 왔으며 인간관계를 원만히 하고, 마음을 안정시키며, 머리를 맑게 해 정신력 및 집중력을 향상시키며 영적 정화 기능이 있다.

✦ 자수정ᵃᵐᵉᵗʰʸˢᵗ

자수정은 미량의 철 성분이 함유되어 보라색을 나타낸다.

자수정은 아주 파워풀하고 보호작용이 뛰어나며 높은 정신적인 파동을 지니고 있는 돌로 정신적인 공격을 방어해 주며 에너지를 사랑으로 바꾸어 준다.

또한 자연적인 신경안정제이며 수맥, 사기邪氣, 오래된 물건의 에너지나 땅의 부정적인 기운을 막아 준다. 자수정은 부귀와 큰 힘을 가진 돌로 여겨져 종교의 지도자나 제사장, 왕의 왕관 등에 쓰여졌다. 신경균형을 맞춤으로 감정을 정화시키고 육체에 에너지로 작용해 힐링 기능이 있다. 전통적으로 자수정은 절주나 금주를 하도록 되주어 무절제한 탐닉과 육체적인 열정을 절제케 하는 영향을 사람의 몸에 미친다.

새로운 아이디어가 실현 가능하게 구체적으로 사고하게 해 주며 현실적인 동기를 유발시키는 힘을 갖고 있다. 정신적으로 신경을 진정케 해 주며 신경의 신호가 뇌에 더 잘 전달되도록 해 주며 불면증에도 도움을 주고 자꾸 재발하는 악몽에도 효과가 좋다. 또한 꿈을 해석하고 과정을 시각화하는 것을 쉽게 해 준다. 자수정은 감정적으로 중심을 잘 잡도록 해 준다.

자수정은 가장 영적인 돌로서 신의 사랑을 더욱 깨닫게 해 주고 자신의 근원에 대한 통찰과 영적인 지혜와 직관력을 증진시키는 것을 도와준다. 명상을 할 때 제3의 눈 부위에 자수정을 두면 수정투시를 하는 데 도움이 된다.

잠을 잘 때 자수정을 지니고 자명 유체이탈의 경험을 쉽게 할 수 있으며 직관적인 꿈을 꾸기도 한다. 정신적인 면과 에테릭장에서 낮은 주파수를 높은 주파수로 변형시킨다.

✦ 홍수정 Rose quartz

수정분자에 티타늄이나 망간이 포함되어 핑크색을 띠며 장미수정이라고도 불린다. 홍수정은 부정적이고 슬픈 마음을 정화시켜 감정의 균형을 흐트러지지 않게 해 사랑하는 마음을 키워 줘 'love stone'이라 한다.

✦ 연수정 Smoky quartz

흑색을 띠는 연수정은 빛을 흡수하는 돌과 달리 빛을 끌어들여 반사한다. 흑색이 진할수록 귀한 빛을 나타낸다. 매우 강력한 에너지를 가졌고 생존본능을 활성화하는 효과와 힐링기능이 알려져 있다.

✤ 황수정Citrine, yellow quartz

수정에 철 성분이 섞였지만 철이온의 전하가 달라 황색을 띤다. 황수정의 빛은 따스한 생명력으로 상처받은 자를 위로하고 소생시키는 에너지를 가지고 있다. 황수정은 위엄, 자신감, 포용력, 진실을 뜻한다.

✤ 수정의 보관 및 주의할 점

수정은 살아 있는 생명체와 같이 주변의 모든 에너지를 흡수하기도 하고 정화하기도 하기 때문에 주의해서 귀하게 여겨야 한다. 특히 수련이나 힐링에 이용할 때는 깨끗하고 청결하게 천연 식물성 천으로 싸서 보관하는 것이 좋다.

처음 사용할 때 몸이나 정신적인 탁한 에너지를 수정이 많이 흡수해 정화가 많이 일어나는데, 수정의 색깔이 탁해지거나 수정 자체가 끈적거릴 수가 있다. 이럴 때는 수정의 탁한 기운을 정화하는 방법이 많지만 간단하게 흐르는 맑은 물에 씻어 주면 뽀송뽀송해지며 색깔도 처음처럼 맑아진다.

수정과 자신이 기운교류를 해 완전히 일치되었을 때는 자신도 많이 순수하고 맑아졌지만 수정 자체도 신비롭고 우아한 또 뭐라 표현할 수 없는 투명한 에너지를 발한다.

✦ 수정의 색깔이 변할 때

구입한 지 얼마되지 않았는데 수정의 색깔이 흐려지거나 시커멓게 변하는 것은 몸과 마음이 안 좋거나 안 좋아지려고 하는 것이다. 자기비하나 절망감 등, 감정도 나쁜 염念으로 작용한다. 나쁜 염은 수정에게 영향을 미쳐 수정이 가지고 있는 고유의 치유파동을 망가뜨리게 된다. 수정의 색깔이 변할 때는 차분한 마음으로 자신의 감정을 되돌아보고 수정을 정화해 주어야 한다. 수정은 마음을 비추는 거울이다.

✦ 수정을 정화하는 방법

① 깨끗한 물이 계속 흐르도록 놓아두고 그 속에 수정을 넣는
다. 수정을 씻고 나서 햇빛이나 달빛(만월이 좋다)을 쪼인다.

② 바다 소금물에 담그거나 바다 소금을 수정 주변에 하루 정
도 둘러 놨다가 흐르는 물에 가볍게 씻어 내고 자연 건조시
킨다.

③ 흙에 묻어 두거나 향(프랑킨센스, 샌달우드, 쥬니퍼, 화이트세이
지, 허브, 백단향)을 피워 정화하는 방법도 있다.

④ 처음 구입했을 때 수정을 정화하는 것이 좋다. 구입하기 전
까지 여러 과정을 거치면서 영향을 받고 치유파동이 망가졌
을 수 있기 때문이다.

⑤ 사람마다 고유의 파동이 있어서 영향을 미치기 때문에 자신
의 수정을 남에게 주거나 다른 사람이 사용하던 수정을 사
용하는 것도 주의해야 한다.

4

오장을 치유하는
도가의 음파진동음

수천 년 전, 도가에서는 인간의 건강한 장기가 어떤 특정한 음파진동수에 따라 진동하고 있음을 명상을 통해 발견했는데 각 장기에 좋은 파동을 내 줌으로써 질병을 예방하고, 통증을 경감시키며, 체내의 각각의 장기들을 최상의 상태로 유지시킬 수 있는 음파를 발견했다.

도가에서 말하는 좋은 파동이란 신체 각각의 오장에 생기를 일으킬 수 있는 파동으로서, 허파의 소리는 '스으(SS)', 콩팥의 소리는 '우우(WOO)', 간의 소리는 '시이(SHH)', 심장의 소리는 '호오(HAWW)', 비장의 소리는 '후우(WHOO)'와 같은 자연 에너지의 소리를 내 줌으로써 각 장기의 독소를 배출해 치유했다 한다.

인체에 유입된 좋지 못한 독소들은 우리 몸의 장기들에게 나쁜 영향을 주어 순환작용이 방해를 받게 되고 여러 가지 부작용이 나타나게 마련이다. 불필요한 독소가 신체로부터 방출되지 못하고 체내에 축적되면 결국 질병을 일으킨다.

이때 그 해당 장기의 소리를 내 줌으로써 독소를 방출하고 신선한 에너지를 주입함으로써 인체의 자율신경과 항상성 유지기능이 회복되어 질병 예방 및 치유가 될 수 있는 것이다.

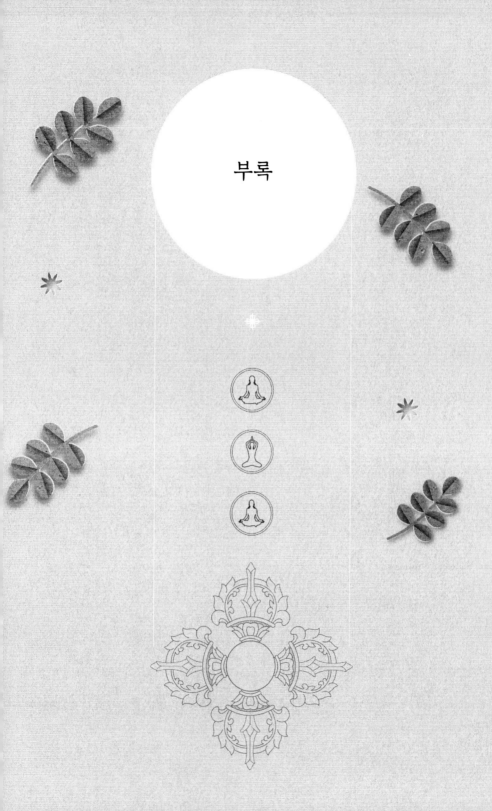

부록

매 순간 직면하는 현실은 우리로 하여금
지혜와 슬기로 맞이해 줄 것을 요구한다

삶은 매 순간 변화하면서 끊임없이 흐르고 있는 가운데 순간순간 당면하는 현실은 우리로 하여금 우리의 지혜와 슬기로운 행위를 요구하고 있다. 그럼으로써 우리 자신을 포함해 우주 전체가 더 진화 성장할 수 있기 때문이다. 다음은 지혜와 슬기가 담긴 중요한 행위 중 일부(1~17)다.

① 매사를 소중히 생각하라

매 순간의 모든 상황을 소중히 생각하고 당면한 경계經界를 절실하게 대할 줄 아는 사람만이 깨어 있을 수 있으며, 그럼으로써 자신과 경계가 하나가 되어 조화를 이루어 나갈 수 있다.

일상생활에서 순간순간 직면하는 현실을, 비록 사소한 것이라 하더라도 소중히 생각하는 마음으로 대하면, 이는 곧 각성覺醒이며 절실함이며 또한 진정함이다.

② 진정한 자유란 주어진 환경에 구애되지 않고 스스로 자유자재로운 것이다

그러나 많은 사람들은 개인의 자유를 어느 누구의 간섭도 받지 않고 자기 마음 내키는 대로 하는 것쯤으로 생각하고 있다. 개인의 자유라는 이름으로 전체의 질서와 안전을 무시하고 위협하는 행위는 이기심에 의한 방종일 뿐 이는 진정한 자유를 크게 벗어난 것이다.

③ 언행을 신중히 하라

사실 사람들이 말을 너무 많이 하는 것은 대단히 좋지 않은 습관이다. 필요한 것만 말하고 중요치 않은 일은 모두 피하라. 이를 의도적으로 시도하면 우리가 조금도 중요하지 않은 것들에 대해 얼마나 많은 말을 하며 사는지 알고 놀라게 될 것이다.

그런 까닭에 자신의 언행을 신중히 해야 한다. 왜냐하면 사람의 말과 행동의 중요함은 말과 행동이 밖으로 나타나는 것에 의해서 자기 인생에서 영욕榮辱이 초래되기 때문이다.

언행은 영욕을 초래하는 근원적인 원인으로서, 말을 많이 한
다든지 또한 신중히 하지 않으면 스스로가 치욕을 초래하는
덫에 걸리게 된다는 사실을 잊지 말고 삼가라.

④ 항상 결과를 생각하면서 선택하라

무엇을 하든 그 결과를 생각하라. 그러면 자신으로 하여금
어리석음에 빠지지 않게 도와줄 것이다. 그러나 너무 과도하게
결과를 생각함으로써 나아가야 할 때를 놓치지는 않도록 하라.

⑤ 무엇을 하더라도 자기 능력의 범위를 알고 거기에 따라 행동하라

자신의 능력이 미치지 않는 일에는 무턱대고 경솔하게 손을
대지 말라. 그러나 능력이 닿는 일에는 결코 중단하지 말라.

⑥ 무슨 일이든 주의 깊게 그리고 신중하게 행해 나가고 원하는 바가 완전하게 이루어질 때까지는 결코 미리 마음을 놓지 말라

그리고 이미 이루어진 양 경솔하게 말한다든지 기뻐하지 말라.

⑦ 조급하게 서둘면 오히려 일을 그르쳐 제대로 이루지 못하기 쉽고, 반대로 너무 여유를 부리고 느슨하면 도리어 상황을

악화시켜 돌이키기 어렵게 만든다

마음 따라 움직이지 말고, 현실을 직시해 그 상황에 순응해 움직여라. 상황이 요구하는 대로 바쁘게 움직여야 할 때는 바쁘게 움직이라. 그러나 결코 바쁜 마음에 사로잡힌 채 움직이지 말라.

⑧ **욕망과 기분에 따라 무분별하게 행동한다든지 격정과 충동에 스스로가 지배당해 행동하지 말라**

⑨ **한 번에 몰아서 과다하게 일을 한다든지, 반대로 될 대로 되라는 식의 태도를 취하지 말라**

⑩ **목적 없이 모호한 상태에서 행동하지 말라**

사소한 일에도 사려 깊은 근거를 가지고 행동하라. 작은 일이라도 분별없는 행동과 무의미한 행위를 하지 말라.

⑪ **모든 일에서의 정확한 일 처리와 확실한 마무리는 자신에 대한 존중이며 동시에 상대에 대한 존중이다**

때문에 정확한 일 처리와 확실한 마무리는 꼭 지켜야 할 덕목이며 우리의 육체와 혼을 절제하는 훈련으로서 우리의 정신적, 영적 위상을 높여 준다. 부정확한 일 처리로 인해 남에게 피해를 주지 않게 하라.

⑫ 어떤 상황에서라도, 어느 곳에서 무엇을 하더라도 반드시 안전을 최우선으로 하라

예를 들면, 여행이나 출장을 갈 때의 교통, 숙박 등을 선택할 때도 비록 비용이 더 들더라도 안전을 최우선으로 해서 선택하라.

다급한 일로 자동차 운전을 해야 할 때라도 결코 바쁜 마음에 사로잡혀서 운전하지 말고 안전을 최우선으로 하는 원칙을 결코 잊지 말라.

⑬ 소신이 있고 강직한 것은 일반적으로 권장할만한 덕목이다

그러나 강직하고 소신이 있는 사람은 다른 사람의 오해와 질시를 받기 쉽고 속 좁은 인간들로부터 모함당하기 쉽다. 따라서 사람을 질책할 경우에도 너무 엄격한 태도로 해서는 안된다. 상대가 받아들일 수 있는 한계를 염두에 두고 그 한계를 넘지 않아야 한다.

인간관계에서는 남을 헤아리는 마음으로 관대하고 유연하게 대처해 나가야 한다. 이 세상에는 자신을 포함해서 각양각색의 사람들이 모여 살고 있다. 따라서 사람을 대함에 있어서 좋고 싫음의 감정을 지나치게 표출하지 말고 모든 유형의 사람을 자신의 내면에서 묵묵히 수용할 수 있어야 한다.

　남에게 바르게 하라고 강조하기 전에 먼저 자신이 솔선 수
범하라. 사람은 자신에게는 관대하고 남에게는 엄격하기 쉽
다. 또는 자신에게도 관대하고 남에게도 관대하거나, 자신에
게도 엄격하고 남에게도 엄격할 수 있다. 이 경우 모두 올바르
지 못하다. 남의 실수에 대해서는 너그러움과 용서로 대하라.
그러나 자신의 과실에 대해서는 결코 용납하지 말라.

⑭ 일을 진행함에 있어서는 오늘 해야 할 일을 내일로 미루지 말라

　오늘 해야 할 일이 있으면 어려움이 있더라도 오늘 하라.

　일을하다 보면 예상치 못한 장애가 생겨 내일이 되는 수는
있다. 그러나 내일을 믿고 오늘 못하면 결국 내일도 못하는 것
으로 된다는 것을 잊지 말라.

⑮ 상대방으로부터의 진정한 충고나 질책을 진실한 마음으로 받아들이라

　사람은 누구에게나 부족한 면이 있고 이에 대한 상대방의 충
고나 질책을 진실된 마음으로 받아들이려 하는 사람은 매우 드
물다.

　그러나 이를 진정으로 받아들여야 한다. 그렇지 않으면 자

신의 혼(정신)의 세계는 결코 진화 성장하지 못한다.

⑯ 상대의 기준에서 보고 판단하라

자신이 상대의 기준으로 판단되거나, 또는 상대를 자신의 기준으로 판단하는 것은 올바르지 않다.

⑰ 우리가 하는 모든 행위는 아무리 사소한 것이라도 자신의 무의식에 빠짐없이 기록되고 있다

이 사실을 잊지 않으면 우리의 정신과 육신이 잘못을 저지르지 않게 될 것이고, 창조주인 절대존재는 늘 자신과 함께할 것이다.

노자老子의 무위자연無爲自然

노자[11]는 세상을 살아가는 최상의 지혜는 '무위자연의 도를 이루는 것'이라 했다. 그러나 많은 사람들이 노자의 '무위자연'의 진정한 의미를 오해하고 있음으로 해서 사실 그로 인한 부작용이 적지 않다.

'무위자연'의 참뜻을 말하기에 앞서 우선 국내외의 많은 종교학자나 철학자들이 무위자연에 대해 말한 것을 간추려 말하면, "모든 사물은 사물 그 자체에 가능성이 이미 잠재되어 있기 때문에, 어떤 작위나 억지가 없이 그 자체의 실정에 따라 자유롭게 전개되는 상태에 맡기고 인위적인 것은 아무것도 더하지 않는 것을 의미한다."라고 말하고 있다. 이는 무위자연의 참된 의미를 크게 벗어나 있는 내용이라 할 수 있다.

◈ 무위자연의 도는
'살아 움직이는 삶'

도는 곧 삶이다. 만약 삶을 떠나 있는 도가 있다면 그것은 이미 도가 아니다. 삶은 도이며 곧 에너지다. 그리고 에너지는 움직임이다. 즉 살아 움직이는 것이 곧 삶이기 때문에 삶에서 창조성을 배제하면 그 삶은 죽은 것으로, 삶이라 할 수 없는 것이다. 결론적으로 도는 곧 '살아 움직이는 삶'이라 할 수 있다.

그런데 많은 종교학자나 철학자들의 무위자연에 대한 말에는 문자의 의미를 좇아 추정해 나온 이론으로 무위자연의 본질을 벗어나 거기에는 '살아 움직이는 삶'이 없다. 노자는 무위자연의 도를 통해서 살아 움직이는 삶, 즉 우주의 생명 에너지를 얘기한 것이지, 결코 죽어 있는 삶을 말한 것이 아니다.

◈ 무위자연은
넘쳐 흐르는 생명 에너지

무위자연은 아무런 생각이나 어떤 감정도 느낌도 없는 그래서 아무것도 하지 않는, 마치 죽은 사람과 다름없이 존재하고 있는 적막하고 공허한 것이 결코 아니다.

　무위자연은 각성, 즉 '깨어 있음'이라는 살아 움직이는 생명 에너지 상태로서 그 '깨어 있음'에는 마치 타오르는 불 속에서 흩날리는 눈이 여지없이 녹아 사라지듯, 헛된 욕망이나, 거짓, 탐욕, 욕정 같은 올바르지 못한 것들이 결코 침범할 수 없어 전부 제거된 순수 상태를 뜻한다. 그럼으로써 오직 '깨어 있음'으로 존재하는, 즉 '넘쳐흐르는 생명 에너지—신성 에너지'로 존재하고 있는 것을 말한다.

✤ 동기動機 없는
　생명 에너지의 삶

　노자는 상선유수上善流水라 해서, 흐르는 강물과 같이 살아가는 것, '무위자연의 도'를 이루는 최상의 지혜라고 했다. 강물은 흐르고 흘러 바다에 이른다. 그러나 강물은 바다에 도달해야 한다는 어떤 목적이 없다. 바다가 있다는 사실조차 알지 못한다.

　다만 '흐른다'는 생명력의 움직임, 즉 **한다는 것**, 즉 '**함**'만 있을 뿐이다. 아무런 목적 없이 단지 흐름이라는 **함**이 자신의 전체가 되어 끊임없이 흐른다. 그러나 살아 움직이는 **함**은 목적지에 도달하기 위함이 아니다. 그 움직임에 어떤 동기는 없다.

한다는 것, 즉 **'함'**, 그것은 근원적인 생명력의 움직임일 뿐이다. 때문에 어떠한 우여곡절을 만나도 그것은 마땅히 넘어가야 할 **함**이지 그것을 장애로 생각지 않는다. 때문에 결코 장애와 난관에 대항하면서 싸우지 않는다. 싸울 필요가 없다.

순간순간 직면하는 상황이 무엇이 되었든 그 상황이 곧 답이 되어 넘어가야 할 것은 넘어가고, 휘어가야 할 것은 휘어가고, 멀리 돌아가야 할 것에도 아무런 불평 없이 돌아간다.

다만 상황에 따라서 격류가 되어 둑을 무너뜨리기도 하고, 가로막는 모든 것을 쓸어 버리기도 한다. 육중한 바위도 옆으로 밀쳐내기도 하고 산도 허물어뜨리기도 한다.

이와 같이 모든 우여곡절과 조화해 흐름으로써 끊임없이 흐른다. 그 살아 움직이는 흐름, '생명력에 의한 움직임'이 곧 목적인 것이다. 그런데 그러면서 어김없이 바다에 이른다.

만약에 강물이 바다에 도달해야 한다는 어떤 필요성이나 목적을 가지고 흐른다면, 그 집착으로 인해 강물은 이르는 곳마다 그 상황과 대항하고 투쟁하고 투덜대면서 흐름은 지체되고 원활하게 흐르지 못하게 될 것이다.

그러면서 근심 걱정과 불안, 두려움, 의심으로 극심한 혼란에 빠지게 된다. 그러나 이러한 투쟁과 갈등, 혼란과 두려움 등으로 번민과 고통의 과정을 끝없이 되풀이해 가면서도 바다에 도달하기도 한다.

하지만 거기에는 평화와 행복은 빠져 있다. 초조와 불안, 두려움과 혼란이 가득 자리하고 있다. 왜냐하면 그들의 겉 모습은 행복한 듯이 그럴듯하게 보여도 결코 충족되어지지 않는 내면의 공허함은 그대로 남아 있는 채 그 공허함을 더욱 강하게 느낀다.

왜냐하면 공허함으로 가득한 자신의 존재는 바뀌지 않은 채 세상의 많은 짐과 온갖 갈등으로 인해 그들의 앞에는 걱정과 질병과 고苦만 더 많이 쌓여 있기 때문이다.

그리고 거의 모든 사람들은 이러한 그 사람들의 속사정은 꿰뚫어 보지 못하고 그들의 겉모습만 보고 그들을 부러워하면서 그들의 길을 아무 의심 없이 열심히 뒤따라가기 위해 불철주야 바쁘게 뛰면서 살아간다. 그 종착역에는 고난 속에서 온갖 번민과 고통으로 얼룩진 어두움의 삶이 기다리고 있다는 사실도 모른 채.

한다는 것, 즉 '**함**'에 자신의 전 생명력을 쏟아 사력을 다했을 때 '무위자연의 도'는 터득된다

많은 사람들은 무엇을 하든, 자신이 하는 일에 자신의 전체가 담긴 노력, 즉 전 생명력을 다 쏟아서 하지 않는다. 노력을 한다

해도 진지함도 없이 항상 반쯤만 노력한다. 그런 미지근한 태도로는 아무것도 이루어 낼 수 없다. 물이 100도가 되어야 끓고 증발하듯이 무엇을 하든 자신의 전 생명력을 다 쏟아 하지 않고서는 아무런 변화도 일어나지 않는다.

노자의 '무위자연의 도'는 자신의 어떤 특별한 필요성이나 욕구를 위해 하지 말고, 흐르는 강물과 같이 오로지 **한다는 것**, 즉 **'함'**을 위해 우주 자연으로부터 부여받은 자신의 전 생명력을 쏟아 사력을 다하라는 것이다.

한다는 것, 그 '함'에 자신의 전 생명력을 쏟아 사력을 다했을 때, 자신에게 불가능이라는 것은 존재하지 않는 세계를 발견하게 된다. 자신이라는 존재, 그 존재의 근원, 즉 바탕 세계인 본체를 발견하고 이를 터득함으로써 자신이 바로 막강한 우주의 생명 에너지와 하나라는 진리를 깨닫게 된다.

다시 말해서 **한다는 것**, 즉 **'함'**에 자신의 전 생명력을 쏟아 사력을 다했을 때 참된 지혜와 막강한 우주적 파워의 **절대 중심**을 가진 존재로 다시 태어나게 된다. 이것이 바로 노자가 '무위자연의 도'를 통해 인류에게 전하고자 한 핵심 메시지다.

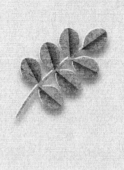

에필로그

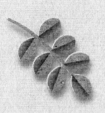

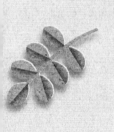

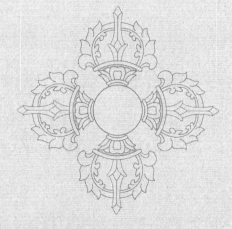

책을 마무리하면서

본서에서 언급한 바와 같이 우리 인간은 우주 만물의 창조주인 절대존재의 창조물로서 절대존재는 우리 인간을 이 세상에 내보낼 때 자신의 생명을 우리 인간에게 부여했다.

그런 까닭에 우리 한 사람 한 사람 개인의 생명은 곧 절대존재의 일부로서, 우리 개인과 절대존재는 서로 떼려야 뗄 수 없는 한 덩어리의 관계로 이어져 있다.

그러므로 순간순간 우리가 행하고 있는 하나하나의 생각과 말과 행동은 고스란히 그대로 대기에 파동을 만들어 우주의 모든 존재에 그 영향을 미치고 있으며, 동시에 우주 만물은 이에 반응하고 있다는 사실이다.

그러한 까닭에 우리 개개인의 생명을 위해서나 자신의 가족을 포함 우주 자연에 존재하고 있는 모든 생명을 위해서나 우리 모두가 바른 생각을 하고, 옳게 말하며, 올바른 행동을 해야 하는 일이 요구되고 있는 것이다.

하지만 우리 인간이 바른 생각을 하고 옳게 말하며 올바른 행동을 하기 위해서는 우리의 의식을 우주 차원의 상위 의식으로 진화시키지 않으면 안 된다. 왜냐하면 '진정한 올바름'의 세계는 인간의 관념적 사고방식인 편협되고 단편적이며 평면적인 가치판단을 초월해 있기 때문이다.

그리고 인간의 의식을 우주 차원의 상위 의식으로 진화시키기 위해서는 인간적인 자아ego가 일으키는 마음의 세계, 즉 온갖 장애와 편협된 사고와 혼란된 마음을 극복하여 벗어나야 한다.

자아가 일으키는 마음의 세계를 벗어나기 위해서는 벗어나야 할 자아의 세계를 분명하게 알고 이를 느끼고 경험해야 한다. 다시 말하면 자아가 일으키는 마음의 작용 속에 자신이 사로잡혀 있는 마음과 그 마음을 알아차리는 것, 그래서 자신의 모든 행위 하나하나가 모두 자아의 작용이라는 사실, 그 헛되고 부질없음과 어리석음을 절실하게 통감해야만 한다.

이와 같이 자신의 삶에서 매 순간 자아가 일으키는 온갖 장애와 혼란과 환영들을 남김없이 버려 가는 일을 더 이상 나아갈 수 없는 한계점까지 몰고 가는 고난과 시련을 묵묵히 감내해 의식의 힘이 단련됨으로써 자신의 습관적이고 오래된 과거의 잘못된 것들은 뿌리 뽑히게 되는 것이다. 이는 마치 펄펄 끓는 용광로에서 광석을 녹여 표면에 떠오른 온갖 불순물을 걷어 냄으로써 순수한 황금을 얻는 과정이라 할 수 있다.

사실 이 세상은 고난과 시련을 통해 우리 개개인 모두에게 내재되어 있는 신성神性인 '절대존재의 생명'을 발견할 수 있도록 절대존재인 만물의 창조주가 우리 인간에게 부여해 준 삶의 수련장이다.

그러므로 우리가 자신의 삶에서 당면하는 모든 시련과 고통스러운 경험들은, 우리 안에 축적되어 있는 쓸모없는 것들을 태워 없애 버리고 우리 자신을 절대존재인 자신에 더 가까워질 수 있게 하기 위함이라는 사실을 잊지 말고 굳건히 나아가야 할 것이다.

자신의 빛으로 하여금 스스로의 스승이 되게 하라

중용의 도를 터득한 자,
그는 자신의 눈이 이미 뜨였으며
길을 밝혀 주는 자신의 빛이 자신 안에 있다

그리고 그 빛은 선택의 여지 없이
진리에 의한 정도로 자신을 인도한다
자신이 그것을 선택하는 것이 아니라
다른 선택의 여지가 없는 것이다

자신의 빛으로 하여금 스스로의 스승이 되게 하라
어느 누구도 자신을 대신해 줄 수 없기에
어느 누구를 추종할 필요도
어떤 대상에 의지할 필요도 없이
이 세상에서 스스로 우뚝 설 수 있다

자신의 빛으로 하여금 스스로의 스승이 되게 하라
그리하면 그 **나**는 우주의 중심으로 존재하면서

자신의 안과 밖을 다스리는 불멸의 창조자가 된다

그렇지 않으면 올바른 길에서 벗어나 있으면서도
스스로 자신은 이를 자각하지 못하고
미로 속에서 끝없이 방황하게 될 뿐이다
자신의 빛으로 하여금 스스로의 스승이 되게 하라

의성 이상헌

自我의 本體의 완성—
自我完成 活性會 SRS
Self-Realization Society

주註

1) **자아**ego: 인간이 '나'라고 믿고 있는 허상으로서 에고는 대립과 분리의 측면에서 대상을 바라보며 자기 자신의 이익만을 꾀하고, 자기 외 일반의 이익은 염두에 두지 않으려는 태도를 가진 허구적인 자아.

2) **자연의 법칙:** 우주 만물의 창조주가 자연계를 지배하고 있는 원리와 법칙, 즉 인간사의 흥망성쇠와 모든 존재의 생멸生滅을 주관하는 우주 자연의 원리와 질서.

3) **오성五性:** 사람이 느끼고 생각하는 세계에서 일어나는 사람의 다섯 가지 성정으로 기쁨, 노여움, 욕심, 두려움, 근심을 말한다.

4) **오감五感:** 다섯 가지 감각을 통틀어 말하며, 외부로부터의 자극의 인지는 감각을 수용하는 수용 기관인 눈, 혀, 피부 접촉, 귀, 코에 따라 시각, 미각, 촉각, 청각, 후각으로 분류한다.

5) **미망迷妄:** 사리事理에 어두워 갈피를 못 잡고 헤매는 것.

6) 윤회전생輪廻轉生, Samsara: 계속된 흐름. 세상의 모든 존재는 오직 인과의 법칙에 따라 생멸을 반복해 간다. 마치 물이 수증기가 되고 수증기가 구름이 되고, 비가 되어 다시 물이 되듯이 모든 것은 원인과 결과에 의해 생멸의 사이클을 반복해서 되풀이한다. 마찬가지로 중도의 경지에 도달하지 못한 사람은 카르마가 일으키는 작용으로 번민과 고통 속에서 지내다가 육신이 죽으면 그 업은 계속해서 사후 세계의 에테르 세계에서도 번민과 고통 속에서 지내다가 다시 육신을 입고 태어나는 것을 말한다. 그리고 이 세상에 다시 태어나서 겪는 삶의 경험을 통해 스스로의 진화 성장이 더 이상 필요치 않은 경지에 도달했을 때 비로소 이 세상으로의 윤회가 끝난다.

7) 카르마karma: 업業. 인도 종교의 보편적 사상으로서 원인에 대한 결과(인과법칙)가 현생 또는 사후의 삶에 드러나는 것이 카르마이며, 현생의 수많은 사건 사고들은 이 카르마로부터 발생되는 인과응보의 결과적인 현상이다. 하지만 이번 생에서 한 행위의 결과가 반드시 이번 생에 나타나지만은 않고 사후 세계 또는 미래의 생에서 나타날 수도 있다고 한다. 사람은 과거의 여러 생에 걸쳐 누적되어 온 카르마가 있는데, 그중 일부만이 이번 생(현생)에 태어나면서 받아야 하는 카르마(운명으로 인식되는 카르마)가 있고, 현생에서 새롭게 축적되어 미래의 생으로 넘겨지는 카르마가 있다고 한다. 카르마는 자신의 인생에서 장애물이기도 하지만, 혼의 진화 성장을 위해서 넘어가야 할 문턱이다.

8) 무의식無意識: ① 오스트리아의 정신과 의사이자 분석학자 프로이트 Proeud에 의해 처음으로 사용된 용어로서 흔히 잠재의식이라고도 한다. 인간의 의식을 두 가지로 보고, 겉으로 드러나 의식할 수 있는 것을 현재의식, 내면에 잠재되어 의식되어지지 않는 의식을 무의식이라 했다. ② 말 그대로 의식되어지지 않기 때문에 실제로 존재하는 또 하나의 자아를 대부분의 사람들은 일방적으로 무시해 버린다. 그러나 의식되어지지는 않지만 현재의식에 크게 영향을 주어 인간의 의식의 방향과 성향을 통제한다. 무의식에 잠재되어 있는 내용을 심리학자들이 말하기를 부도덕한 충동, 두려움, 이기적 욕구, 폭력적인 동기, 수용할 수 없는 성적 욕망, 비합리적 소망, 수치스러운 경험 등이라고 말한다. ③ 한편 무의식은 궁극적으로는 육체를 보호하려는 본능이며, 좌절된 욕구나 불만 또는 갈등 등이 그 내용으로서 사람들의 행동에 그 영향을 크게 미친다. 다시 말해 우리는 자신이 생각하고 행동하는 것들이 나 스스로 의식적으로 생각하고 행동하는 것 같지만, 사실은 무의식 속에 잠재되어 있는 본능적인 것들에 의해 움직여진다는 것이다. ④ 그런 의미로 본다면 자기 스스로 자신의 무의식의 세계를 만들 수도 있다. 그리하여 그 무의식의 에너지를 끌어내어 사용할 수도 있다. 그 방법은 자신이 진정으로 열망하는 것에 대해서 진심으로 생각하고 집중하는 시간을 꾸준히 가지게 된다면 그렇게 창조해 나갈 수 있는 것이다. ⑤ 다시 말해 무엇이든지 한 가지를 진심으로 집중적으로 생각하고 열망하고 시간을 꾸준히 들이게 되면 자신이 원하는

무의식의 세계를 그렇게 만들어 갈 수 있다. 그렇게 했는데도 이뤄지지 않았다면 그 갈망이 아직은 부족했기 때문에 무의식의 세계까지 자리 잡지 못했다는 것이다. 왜냐하면 무의식의 세계에 자리 잡은 어떤 일이 일어나지 못하게 할 수 있는 방법은 결코 존재할 수 없기 때문이다. ⑥ 무의식은 자신의 삶 속에서 행해지는 온갖 사건들, 그것이 선한 것이든 악한 것이든, 작은 것이든 사소한 것이든 행해지는 모든 것을 빠짐없이 뚜렷하게 기록하고 기억해 이 세상의 삶과 사후 세계에서 인과의 작용으로 나타난다(카르마 작용).

9) 무극無極: '무극'은 노자의 도덕경 중 "참된 덕은 어긋남이 없어 무극에 돌아간다."에서 최초로 나온 말로서 천지 만물이 만들어지기 이전의 절대적인 존재의 상태로서 문자 그대로 극이 없는 텅 빈 상태다. 그러나 존재하는 모든 만물이 거기로부터 나왔으며 다시 그곳으로 되돌아가야 할 본질의 상태를 말한다. 그러므로 "무극은 곧 태극으로서, 태극만을 말하고 무극을 말하지 아니하면 태극은 모든 조화의 근본이 될 수 없고, 무극을 말하고 태극을 말하지 아니하면 무극은 공허한 존재로 남아 역시 조화의 근본이 될 수 없다." 그러므로 형상을 가지고 있으면서 무극을 터득하게 될 때, 세상 만물을 자유자재로 사용하면서 창조할 수 있게 된다.

10) 에테르체Ether body: 인간의 육체에는 신체의 청사진 역할을 하는 에
너지장이 존재한다. 현대과학은 이를 에테르체라고 한다. 현대과학
이 밝혀낸 에테르체는 에너지와 물질의 중간 상태의 광선들로 만들
어진 반짝이는 거미줄과 비슷한 미세한 에너지선들로 이루어졌다고
한다. 그 위에 육체의 조직들이 물질적인 재질들로 형태를 이루고 한
데 모여 있다고 한다. 에테르체는 지혜와 추상적 사고와 관련한 상
위 아스트럴체, 구체적 사고와 감정과 관련한 하위 아스트럴체로 구
분된다. 인간의 동기와 관점은 아스트럴체에 프로그램된 신념체계
에 의해 결정된다. 아스트럴체에 각인된 왜곡된 사고나 부정적인 신
념체계는 사람의 무의식 속에 기억의 집합체인 '자아(에테르체)'로 존
재하고 있다. 이는 세상을 보는 부정적인 태도를 유발하게 되어 스
트레스로 경험되고 분노, 두려움 등의 부정적인 감정을 유발한다. 이
런 부정적인 감정이 지속되면 에테르체의 에너지장의 불균형이 생기
게되고 이러한 상황이 지속되면 육체의 질병으로 나타나게 된다. 육
체로부터 에테르체가 떠나는 것이 곧 죽음이다. 에테르체는 육체의
죽음 후에도 살아 있을 때의 정신 세계의 진화 성장 정도에 따른 차
원 속에 머물면서 자신이 갖고 있는 갈등과 스트레스 속에서 살아가
면서 본질의 세계로 되돌아가고자 한다.

11) 노자老子: 중국 춘추전국시대의 성자. 그는 만물의 궁극적인 본체의
세계를 '도'라 이름하고, 그 자연스러운 본래의 성품을 따라 사는 것
이 가장 올바른 최선의 삶이라고 했다. 그것은 이른바 무위자연으로
서 어떤 인위적인 의미나 가치, 목적에 오염되지 않은 우주 자연으로
부터 부여받은 순수한 자연의 생명력이 스스로 흘러감으로써 이루
어지는 삶을 말한다.